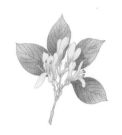

中药配对
能消百病

（全面升级版）

袁建业　高俊杰　主编

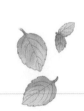

第二版

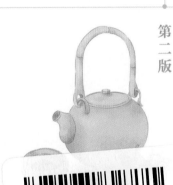

 全国百佳图书出版单位

化学工业出版社

·北京·

图书在版编目（CIP）数据

中药配对　能消百病：全面升级版/袁建业，高俊杰主编.—2版.—北京：化学工业出版社，2020.1
ISBN 978-7-122-35515-7

Ⅰ.①中…　Ⅱ.①袁…②高…　Ⅲ.①中药配伍
Ⅳ.①R289.1

中国版本图书馆CIP数据核字（2019）第247371号

责任编辑：王新辉　赵玉欣　　　　　　装帧设计：关　飞
责任校对：王　静

出版发行：化学工业出版社　（北京市东城区青年湖南街13号　邮政编码100011）
印　　装：北京瑞禾彩色印刷有限公司
710mmx1000mm　1/16　印张11　字数180千字　2020年1月北京第2版第1次印刷

购书咨询：010-64518888　　　　　　售后服务：010-64518899
网　　址：http://www.cip.com.cn
凡购买本书，如有缺损质量问题，本社销售中心负责调换。

定　　价：49.80元

前言

中药配对是临床上常用的、相对固定的药物配伍形式，是中医药学的精髓，其组成虽然简单，却是根据药物的四气五味，针对一定的病症所采用的相应治法为前提，所以其临床疗效确切。从文字记载立论，这首创于张仲景的《伤寒杂病论》，其中共有 147 对，后世论述药对的专著还有很多，从古至今一直广泛应用于临床。

为了让普通大众也能学用"中药配对"来解决常见的小毛病，我们在对书稿内容的编排上遵从了下面几点原则。

1. 只选中药治疗效果较好的疾病和证型

很多人患病时不诊断不辨证，根据自己从网络上获得的信息，到药店买了中药就自己治疗了，经常药不对症，使病情越来越复杂。

所以，这次我们根据多年的临床实践，只选了那些中药治疗效果较好的疾病和证型，以免患者贻误病情。

2. 补充主要症状，读者可以获得更多的自己诊断的依据

都说中医诊病难，因为不仅要知道得了什么病，还要知道是哪一种证型。为了让读者自己诊断更准确些，我们补充了每种证型的主要症状，据此自己诊断，方法简单实用。

3. 选用常见、易得、药食两用的中药

考虑到广大读者并不识中药药性，所以对于书中药对的选用，我们本着常见、易得、药食两用的原则，查阅参考了大量的文献，从中找出效果较好的适合大众的药对，以发挥更大效用。

4. 食疗方制备简便实用

作为食疗方，如果太过复杂，操作起来比较困难，实用性不大，所以我们选用的都是简单易制备的食疗方，人人都可上手。

5. 秉承"中药配对，疗效加倍"的中医理念

因为药味越多，药性越复杂，书中用简简单单的 2~3 味药搭配出安全又有效的食疗方，【搭配有理】让读者知其然，知其所以然，更放心也更安心。

虽然参与本书编写的几位学者本着严谨求实的科学态度，尽职尽责地辛苦付出，为了尽可能地追求书中内容的安全和实用，查阅了大量资料，反复修改书稿，历时两年方才编写完成，但鉴于编者水平有限，书中不当之处在所难免，敬请大家在参阅过程中批评指正，以期有机会再版时修正！作为中医人，能以此为中医的科学普及添一砖，于愿足矣。

袁建业

2019 年 10 月

目录

第三章

常见呼吸系统疾病中药配伍

第六章

心脏、血液类疾病中药配伍

第七章

肝胆类疾病中药配伍

第八章

泌尿系统疾病中药配伍

第九章

四肢、关节疾病中药配伍

第十章

代谢性疾病中药配伍

第十一章

男女疾病中药配伍

第十二章

小儿常见疾病中药配伍

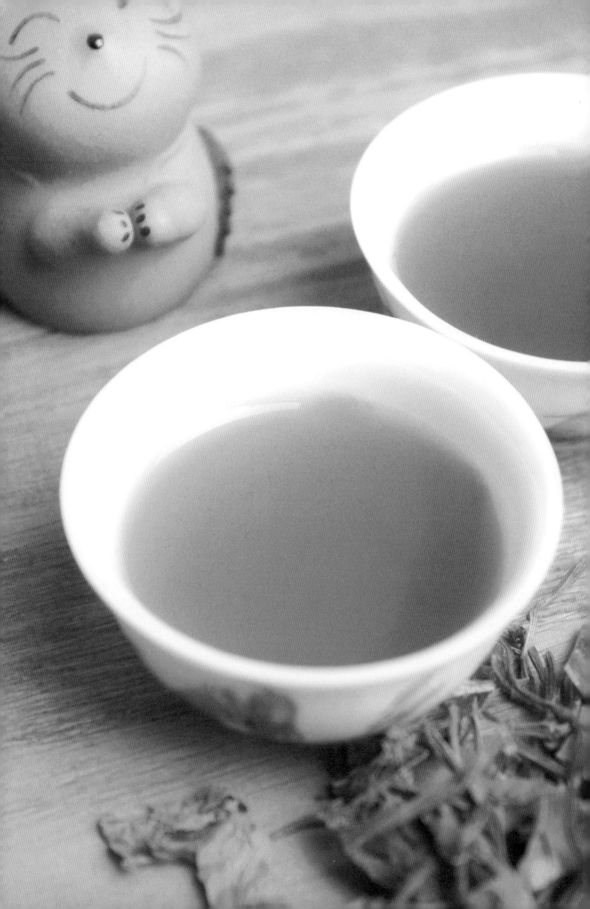

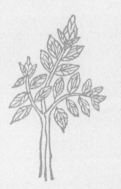

四气寒热与温凉
寒凉属阴温热阳
温热补火助阳气
温里散寒功效彰
寒凉清热并泻火
解毒助阴又抑阳
寒者热之热者寒
治疗大法此为纲
五味辛甘苦咸酸
治疗作用不同焉
辛行气血主发散
甘和补中急能缓
苦燥降泄能坚阴
咸能润下且软坚
酸能固涩又收敛
淡渗利水要记全

第一章

中药辨证配伍，增效减毒

几乎所有病症都是
多重"作用力"的结果

随着自然环境和社会环境的变化，人类的疾病谱也在不断发生变化，自20世纪下半叶开始，慢性非传染性疾病（简称慢病）患者逐渐超过传染性疾病患者，占据了主体地位，这些疾病常由多种因素引起，即是多重"作用力"的结果。

其实就像感冒这样常见的外感"小病"也多是在我们机体抵抗力不足的时候感受风寒或风热、内因和外因相互作用的结果。风寒或风热等外邪（包括现代医学的病毒、细菌等致病因素）是外因，当它们的致病能力超过了人体的抗病能力时，就会引起疾病；如果在饮食缺乏、过度劳累等机体抗病能力低下这样的内因存在时，平时不足以致病的外邪也可能会引发疾病；平时常见的情况是正气不足和外邪侵袭等内外多种因素同时起作用导致发病。正所谓"邪之所凑，其气必虚"。

还有一些像2型糖尿病这类的内伤性慢病，则多是由饮食不节制、缺乏运动，脏腑功能慢慢减退所致。这些慢病的发生发展是一个损伤逐渐累积的过程。

因此，防治这些疾病就要着眼于引起这些疾病的多种致病因素和机体的状态，既注重疾病的共性，又兼顾患病机体的个体差异，从整体上进行预防、调理和治疗。

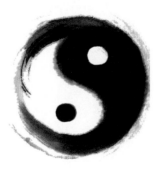

中医认为，健康就是一种平衡的状态。

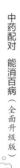

着眼整体、辨病辨证相结合，治病疗效好，防病更健康

"整体观念"和"辨证施治"被认为是中医学的两大基本特点。中医学的"整体观念"主要包含两层意思：一方面认为人体是一个完整的有机体，构成人体的每一部分都是不可分割的，各个组成部分之间的功能是相互配合、相互影响的；另一方面认为人与其生活的环境是一个整体，人体不断地通过调整自身状态去适应其所处的外部环境，维持体内环境和体外环境的协调统一，保持一种相对的平衡。

无论是体内环境的相对平衡还是内外环境之间的相对平衡被破坏，都会使机体处于不健康的状态，即病态。所以疾病的概念就是统指机体所处于的非健康状态。为了便于认识和区分疾病，常从致病因素、疾病的内在和（或）外在表现等角度人为地将疾病命名为不同的病。

"辨证施治"是中医认识疾病和治疗疾病所遵循的基本原则。"证"是中医学的一个特有概念，是对"望、闻、问、切"所收集的信息进行综合分析后概括出的当前阶段疾病的核心本质。"辨证"是"施治"的前提，"证"是"施治"的依据。

我们需要正确理解"病"和"证"的概念，因为同样一种"病"，可以有不同的"证"，比如感冒就有风寒感冒和风热感冒；同样，一种证型也可以见于不同疾病，如脾胃亏虚证可见于泄泻

和贫血两种疾病中。所以治病时辨病辨证相结合更周密、更合理。

需要指出的是，随着人们对健康认知水平的提高，观念也在转变，原来多是"病后就医"，现在更注重"未病先防"。如前面所提及的，疾病尤其是慢性病，其发生发展是一个损伤积累的过程，一种疾病可以由轻到重，也可以进一步诱发其他疾病。所以"未病先防"和"既病防变"其实是"有效的治疗"。顾护好人体的正气，可以一定程度上避免外邪的侵害。正所谓"正气存内，邪不可干"。

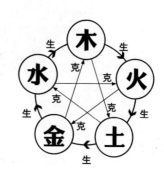

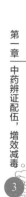
3

中药配伍使用，增效减毒更合理

　　中医药在我国已经应用了几千年，为中华民族的健康繁衍做出了不可磨灭的贡献。中药中含有多种药效成分，既可以驱邪治病，也可以消实补虚，调整机体失衡状态，合理配伍应用则防病治病的效果更佳。

中药配伍可以多管齐下，起到标本兼治的效果

　　例如治疗便秘，如果仅仅着眼于通便，自行盲目地用一些具有润肠作用的蜂蜜、香蕉、核桃、芝麻之类，甚至用芦荟、番泻叶、大黄等泻药，这只是治标，可能会获得一时之效，但长期应用可能会失效，甚至引起副作用，加重病情。比如阴虚引起的便秘关键在于滋阴，如果是气虚引起的便秘关键在于补气，而气滞引起的便秘要行气才能解决根本问题，这是治本。治标药物和治本药物配伍应用，才能起到标本兼治的效果，甚至在消除主要症状的同时还能兼顾并发症状。

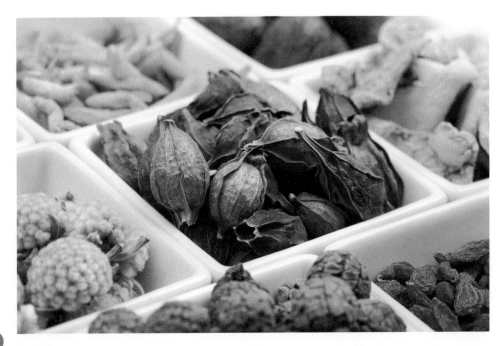

中药配伍还可以减轻副作用

某些药物治疗某些疾病非常有效，但可能会有一些毒副作用，这时就需要配伍一些其他的药物在尽量不影响药效的同时减轻副作用，比如生姜可以减轻半夏的毒性，在用半夏时就可以配点生姜；甘草可以调和诸药，在很多中药方子中会搭配一定量的甘草。

需要注意的是，中药的配伍应用应该是在中医整体观念和辨证论治指导下的合理配伍，只有根据"辨证"的结果，将本身就含有多种成分的中药进行合理配伍才可以从整体上调整机体状态，更好地促进机体恢复正常生理活动。反之，如果药不对证，不仅没有效果，还可能加重病情。如气虚便秘患者长期大量用苦寒的泻药进行治疗，刚开始可能有效，时间长了伤及脾胃，使气更虚，不仅不能起到继续通便的效果，可能还会加重便秘。此外，如果配伍不当，也可能降低疗效或增加药物的毒性，如甘遂和甘草一起用、附子和半夏一起用都可能会引起一定的毒副作用，所以如果需要应用一些有毒药物或不确定配伍应用中药是否会产生毒副作用时一定要咨询专业医生。

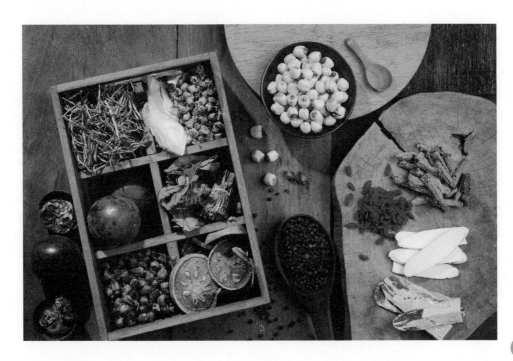

配伍离不开中药的四气五味

四气是指中药的寒热温凉四种药性，也称四性，是根据中药作用于机体所发生的反应概括出来的。《黄帝内经》中提出"寒者热之，热者寒之"，是临床用药的一般原则。即阳热证用寒凉药，阴寒证用温热药。

中药的四气

1. 温热药

能够减轻或消除寒证的药物，一般属于温性药或热性药，如干姜、小茴香、桂枝、胡椒等。

2. 寒凉药

能够减轻或消除热证的药物，一般属于寒性药或凉性药，如黄连、板蓝根、栀子、金银花等。

3. 平性药

还有一些药物寒热偏性不明显，药性相对较平，如党参、山药、甘草、蜂蜜等，实际上它们也有偏温偏凉的不同。

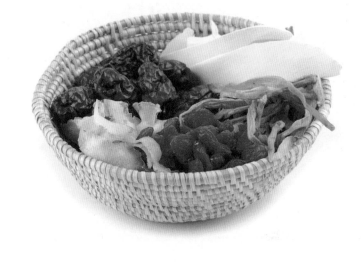

五味的本义是指药物和食物的真实滋味。滋味是通过口尝得知的，虽然滋味不止五种，但辛、甘、酸、苦、咸是五种最基本的滋味，其他滋味如淡味常被归附于甘味，涩味常被归附于酸味。将药物的滋味和作用联系起来就形成了"五味理论"。

中药的五味

1. 辛味药

能散、能行，具有发散、行气、行血的作用。一般来讲，解表药、行气药和活血药多具有辛味。如解表药中的紫苏叶、薄荷；行气药中的木香；活血药中的川芎等。一些具有芳香气味的辛味药还可以辟秽化湿开窍、醒脾开胃。

2. 甘味药

能补、能缓、能和，具有补益、缓急止痛、调和药性、和中的作用。一般来讲，滋补类药物多具有甘味。如大补元气的人参；滋补精血的熟地黄；缓急止痛的饴糖等。一些甘味药还有解毒的作用，如甘草和绿豆。淡味药能渗、能利，具有渗湿利水的作用。一般来讲，祛湿利水的药物都具有淡味，如薏苡仁、茯苓、泽泻等。

3. 酸味药

能收、能涩，具有收敛固涩的作用。一般来讲，收涩药多具有酸味。如固表敛汗的五味子；涩精止遗的山茱萸；涩肠止泻的五倍子；敛肺止咳的乌梅；固崩止带的赤石脂等。涩味药与酸味药作用相似。

4. 苦味药

能泄、能燥、能坚，具有清泻火热、泄降气逆、通泄大便、燥湿坚阴（泻火存阴）等作用。一般来讲，清热泻火、燥湿清热、降气平喘、降逆止呕、通利大便的药物都具有苦味。如清热泻火的栀子；清热燥湿的黄芩、黄连；降气平喘的葶苈子；降逆止呕的半夏；通利大便的大黄等。

5. 咸味药

能软、能下，具有软坚散结和泻下通便的作用。一般来讲，泻下药、散结药多具有咸味，部分补肾药也有咸味。如泻下通便的芒硝；消瘿散结的海藻、牡蛎；补肾的蛤蚧等。

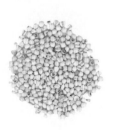
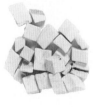

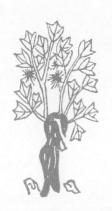

四气寒热与温凉
寒凉属阴温热阳
温热补火助阳气
温里散寒功效彰
寒凉清热并泻火
解毒助阴又抑阳
寒者热之热者寒
治疗大法此为纲
五味辛甘苦咸酸
治疗作用不同焉
辛行气血主发散
甘和补中急能缓
苦燥降泄能坚阴
咸能润下且软坚
酸能固涩又收敛
淡渗利水要记全

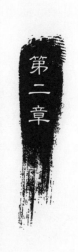

第二章

常见消化系统疾病
中药配伍

——吃好、消化好，身体才能好

胃痛

　　胃痛，又叫胃脘痛，是以上腹胃脘部疼痛为主要表现的病证。中医认为"不通则痛"，所以凡是外邪犯胃、饮食伤胃、情志不畅或脾胃虚弱导致胃气郁滞、胃失和降，都会引发胃痛。现代医学的急慢性胃炎、胃十二指肠溃疡、功能性消化不良等都可能会出现胃痛症状。

寒邪客胃型

　　主症：多在受凉后发作，胃痛发作较急骤，抽紧样痛，胃脘部觉凉，得温则疼痛减轻，遇冷则疼痛加重，舌淡苔白，脉弦紧。

搭配有理

干姜+红糖

温中散寒，缓中止痛。

干姜： 味辛，性热。归脾、胃、肾、心、肺经。具有温中散寒的作用。用于脘腹冷痛、呕吐泄泻等。干姜可用生姜代替。

红糖： 味甘，性温。归脾经。具有健脾暖胃、缓中止痛、益气补血、活血化瘀的作用。

二药合用，暖胃缓中、散寒止痛。

对症调养方

干姜红糖茶

　　原料：干姜10克，红糖20克。

　　做法：将干姜洗净剁碎，连同红糖一起用开水500毫升冲泡2分钟，作茶；或同置锅中，加水适量煮沸5分钟，作汤。

　　服法：趁热小口啜饮（不要过烫服用以免烫伤），一般服用1~2次即能缓解。

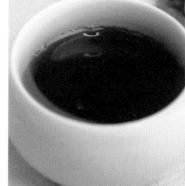

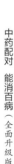

肝胃不和型

主症：胃脘部胀痛，可累及两胁部，伴有胸闷叹息或嗳气，生气后发作或加重，苔薄白，脉弦。

搭配有理

香附+佛手

疏肝理气，和中止痛。

香附： 味辛、微苦、微甘，性平。归肝、脾、三焦经。具有疏肝理气、调经止痛的作用。用于肝郁气滞，胸胁胀痛、乳房胀痛；脾胃气滞，脘腹痞闷、胀满疼痛等。

佛手： 味辛、苦，性温。归肝、脾、胃、肺经。具有疏肝解郁、理气和中、燥湿化痰的作用。用于肝胃气滞，胸胁胀痛、胃脘痞满、食少呕吐等。

两药合用，疏肝解郁、和中止痛。

对症调养方

香附佛手茶

原料：香附10克，佛手10克。

做法：将上2味加水500~600毫升，煎至300~400毫升，去渣取汁。

服法：作茶饮，每日1剂，分早、晚2次分服，可连服1~3天。

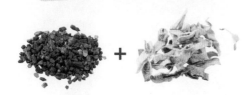

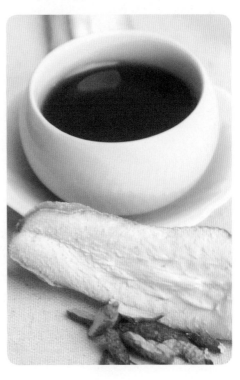

吐酸

吐酸指胃中有酸水上泛至口中，可单独出现，也可同胃痛同时发作。可由外受寒邪或肝气犯胃、胃内郁热导致胃失和降所致。常见的证型有寒证和热证两种。

寒证

主症：时时吐酸或上泛清水，肢寒怕冷，舌淡苔白，脉沉迟。

搭配有理

陈皮+干姜

温中散寒，和胃制酸。

陈皮：味辛、苦，性温。归脾、肺经。具有理气健脾、燥湿化痰的作用。用于脘腹胀满、食少吐泻、咳嗽痰多。

干姜：味辛，性热。归脾、胃、肾、心、肺经。具有温中散寒的作用。用于脘腹冷痛、呕吐泄泻等。干姜可用生姜代替。

二药合用，散寒理气、降逆制酸。

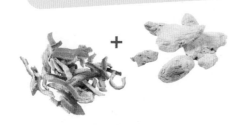

对症调养方

陈皮干姜茶

原料：陈皮10克，干姜10克。

做法：将陈皮和干姜洗净剁碎后，用开水500毫升冲泡2分钟即可。

服法：趁热小口啜饮（不要过烫服用以免烫伤），可反复冲泡，第2天换新药冲泡。

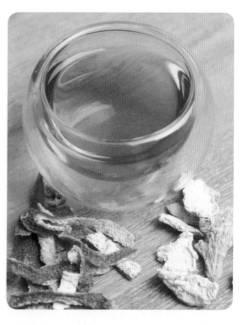

热证

主症：时时吐酸，上泛腐秽之气，胸胁胀闷，烦躁易怒，口苦口干，舌红苔黄，脉弦数。

搭配有理

黄连+煅瓦楞子

清泻肝胃，降火制酸。

黄连： 味苦，性寒。归心、肝、胆、脾、胃、大肠经。具有清热燥湿、泻火解毒的作用。用于湿热痞满、呕吐吞酸、下痢、黄疸等。

煅瓦楞子： 味咸，性平。归肺、胃、肝经。具有制酸止痛、消痰散结的作用。用于顽痰黏稠难咳、胃痛冷酸等。

两药合用，可以清热泻火制酸。

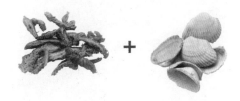

对症调养方

黄连瓦楞茶

原料：黄连3克，煅瓦楞子15克。

做法：将二药用水800毫升煮沸至500毫升左右。

服法：温服作茶饮，每日1剂。

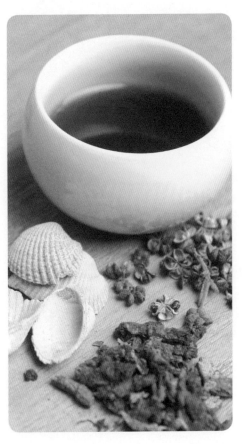

嘈杂

嘈杂是指胃中有似饥非饥、似痛非痛，莫名不适感觉的一种病证。可单独出现，也可和胃痛、吐酸同时出现。常见的原因是脾胃素虚、饮食不规律、饥饱失常。

胃虚型

主症：胃中嘈杂不适，时作时止，得食稍减或不减，肢倦乏力，舌淡苔薄白，脉虚。

搭配有理

陈皮+甘草

健脾和胃理气。

陈皮：味辛、苦，性温。归脾、肺经。具有理气健脾、燥湿化痰的作用。用于脘腹胀满、食少吐泻、咳嗽痰多。

甘草：味甘，性平。归心、肺、脾、胃经。具有益气补中、清热解毒、祛痰止咳、缓急止痛、调和药性的作用。用于脾胃虚弱，倦怠乏力，心悸气短，脘腹、四肢挛急疼痛等。

两药合用，可以健脾补中、理气和胃。

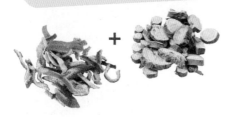

对症调养方

陈皮甘草饮

原料：陈皮6克，甘草6克。

做法：将两药洗净，用开水300毫升冲泡2分钟，可重复冲泡2~3次。

服法：每日1剂，温服作茶饮。

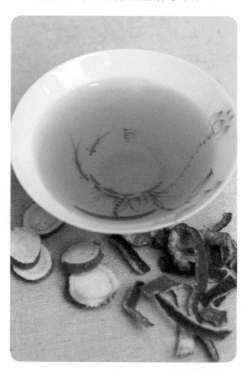

腹痛

腹痛一般是指以肚脐周围疼痛为主要表现的病证。中医认为饮食所伤、受冷或平素阳虚都容易出现腹痛。腹痛发作前多伴有过食生冷食物或衣着单薄受凉等诱因，吃进不干净的食物也会诱发腹痛，并多伴有大便稀溏。此外，饮食不节、过饱也会引起腹痛。

寒邪内阻型

主症：腹部痉挛性疼痛，遇寒加重，得温痛减，大便稀溏，苔白腻，脉沉紧。

调护方法参见胃痛之寒邪客胃型。

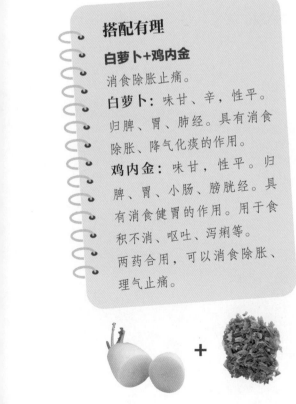

搭配有理

白萝卜+鸡内金

消食除胀止痛。

白萝卜：味甘、辛，性平。归脾、胃、肺经。具有消食除胀、降气化痰的作用。

鸡内金：味甘，性平。归脾、胃、小肠、膀胱经。具有消食健胃的作用。用于食积不消、呕吐、泻痢等。

两药合用，可以消食除胀、理气止痛。

饮食积滞型

主症：脘腹胀满，反酸水，打嗝臭秽，大便中有不消化食物或大便秘结，舌苔厚腻，脉滑。

对症调养方

鸡内金萝卜瘦肉汤

原料：猪瘦肉200克，白萝卜500克，鸡内金20克，食用油、酱油、盐各适量。

做法：鸡内金炒黄备用；猪瘦肉洗净切块，焯水捞起。用食用油和酱油炝锅翻炒肉块后加清水煮沸，将白萝卜洗净去皮、切块后放入汤中，转小火煲1个小时，加入盐调味后，将研磨碎的炒鸡内金撒入汤中即可食用。

服法：随餐食用。

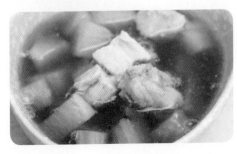

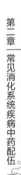

腹泻

腹泻是指大便次数增多，粪便稀薄或如水样。中医认为感受外邪、饮食不当、七情不和及脏腑虚弱都可以引起腹泻。急性腹泻常是感受外邪或饮食不当所致，病程短，治疗及时的话一般容易治愈。而慢性腹泻持续时间长或反复发作，多为脾胃虚弱或肾阳虚型。

脾胃虚弱型

主症：大便溏稀，稍食油腻或生冷之物即容易诱发，便中常夹有不消化食物，面色萎黄，倦怠乏力，舌淡苔白，脉细弱。

搭配有理

白术+薏苡仁

健脾止泻。

白术： 味苦、甘，性温。归脾、胃经。具有补气健脾、燥湿利水、止汗、安胎的作用。用于脾虚食少、腹胀泄泻等。

薏苡仁： 味甘、淡，性凉。归脾、胃、肺经。具有利水渗湿、健脾、除痹、清热排脓的作用。用于水肿、小便不利、脾虚泄泻等。

两药合用，可以健脾利湿止泻。

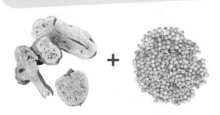

对症调养方

白术薏仁茶

原料：炒白术10克，炒薏苡仁20克。

做法：将以上两味加水800毫升，煮沸20分钟。

服法：每日1剂，作茶饮。

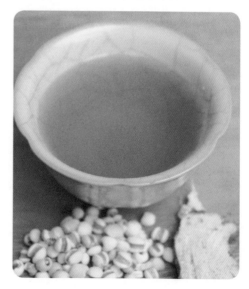

肾阳虚型（五更泻）

主症：腹泻多在黎明前后发作，肠鸣即欲泻，或伴有腹痛泻后稍安，腰膝酸软，舌淡苔白，脉沉细。

搭配有理

肉豆蔻+芡实

温肾健脾止泻。

肉豆蔻：味辛，性温。归脾、胃、大肠经。具有涩肠止泻、温中行气的作用。用于脾胃虚寒，久泻不止等。

芡实：味甘、涩，性平。归脾、肾经。具有益肾固精、健脾止泻的作用。用于遗精滑精、遗尿尿频、脾虚久泻等。

两药合用，可以温肾健脾、涩肠止泻。

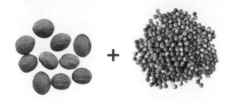

对症调养方

肉蔻芡实粥

原料：肉豆蔻5克，芡实9克，莲子20克，粳米50克。

做法：将肉豆蔻和芡实打碎后与粳米、莲子一起淘洗干净，同置煲内，加水适量熬制成粥。

服法：随餐食用，每日早晚各一次。

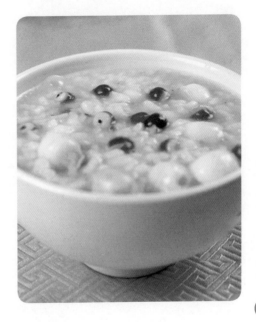

腹胀

腹胀是指腹部疼痛不明显但胀满不适，多由饮食积滞或寒邪内阻所致。寒邪内阻者可参考前面腹痛部分。

饮食积滞型

主症：腹部胀满，反酸水，打嗝臭秽，大便中有不消化食物或大便秘结，舌苔厚腻，脉滑。

搭配有理

鸡内金+莱菔子

降气消食。

鸡内金：味甘，性平。归脾、胃、小肠、膀胱经。具有消食健胃的作用。用于食积不消、腹胀。

莱菔子：味辛、甘，性平。归脾、胃、肺经。具有消食除胀、降气化痰的作用。用于饮食停滞，脘腹胀痛、大便秘结等。

两药合用，可以降气消食除胀。

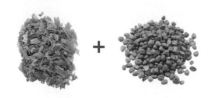

对症调养方

内金莱菔茶

原料：鸡内金10克，莱菔子10克。

做法：将鸡内金连同莱菔子炒黄打碎，用沸水冲泡2分钟或加清水煮沸。

服法：作茶饮（可连渣服）。

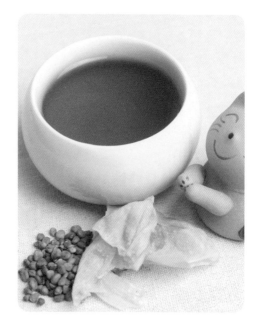

内金麦芽莱菔粥

原料：粳米50克，鸡内金10克，莱菔子10克，炒麦芽10克。

做法：将鸡内金、莱菔子和麦芽放入砂锅，加适量清水大火烧开，转小火煎20分钟，滤渣取汁；粳米淘洗干净，加药液煮成粥即可。

服法：随餐食用，每日早、晚各1次。

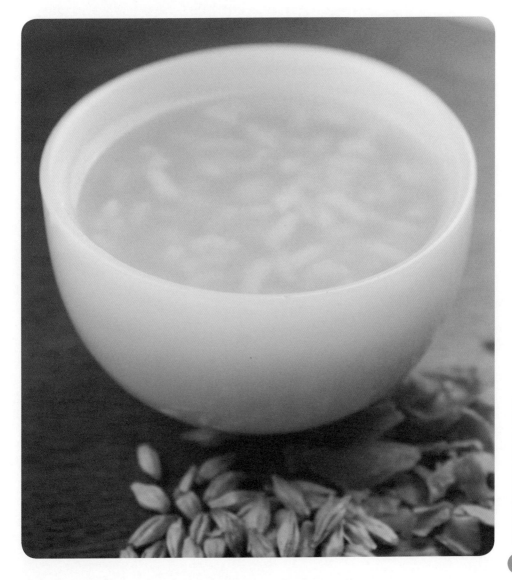

便秘

便秘是指大便秘结不通、排便时间延长或有便意而排便艰涩不畅的一种病证。常见的有阴（血）虚型便秘和气虚型便秘，多见于年轻女性或老年人。

气虚型

主症：缺少便意或有便意但无力排出，排便后疲乏，大便不是很干硬，神疲气怯，舌淡嫩苔薄，脉虚。

搭配有理

黄芪+枳壳

除胀通便。

黄芪： 味甘，性微温。归脾、肺经。具有补气生津的作用。用于气虚乏力等。

枳壳： 味苦、辛、酸，性微寒。归脾、胃经。具有行气宽中除胀的作用。用于胸胁气滞，胀满疼痛，食积不化。

两药合用，可以补气行气、除胀通便。

对症调养方

芪枳饮

原料：黄芪20克，枳壳10克。

做法：将黄芪和枳壳洗净捣碎后，用沸水冲泡2分钟或加清水煮沸。

服法：每日1剂，作茶饮。

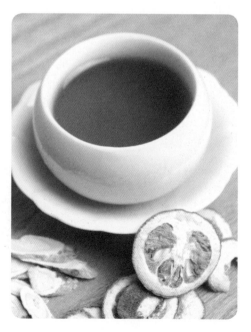

阴（血）虚型

主症：大便秘结干燥，口干舌燥，两目干涩，舌红少苔，脉细涩。

搭配有理

玉竹+生地黄

养阴通便。

玉竹： 味甘，性微寒。归肺、胃经。具有养阴润燥、生津止渴的作用。用于肺胃阴伤。

生地黄： 味甘、苦，性寒。归心、肝、肺经。具有清热凉血、养阴生津的作用。用于津伤便秘、阴虚发热、内热消渴等。

两药合用，可以养阴清热、润肠通便。

 +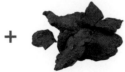

对症调养方

生地玉竹冬瓜汤

原料：生地黄15克，玉竹10克，冬瓜100克。

做法：将前两味洗净，加清水适量，煮沸20分钟取汁，加去皮切片的冬瓜，煮熟。

服法：随餐食用，分早、晚分服。

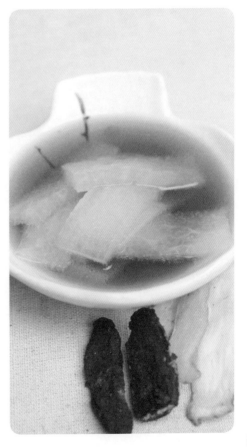

食欲不振（不欲食）

食欲不振是指没有胃口、不思饮食的异常表现。常见于感冒等外感病或一些慢性病久病之后，情志不舒及夏季天气炎热时也常出现食欲不振。主要是由诸多原因引起脾胃消化功能减退所致。患病后出现的食欲不振在积极治疗原发病的基础上可以辅以健脾消食之品，参见前面腹痛、腹胀中饮食积滞部分。

夏季炎热引起的食欲不振

主症：不思进食，渴而欲饮或不渴，神疲乏力，周身酸重，多汗，苔白或黄腻，脉濡数。

搭配有理

佩兰+白扁豆

健脾化湿解暑。

佩兰： 味辛，性平。归脾、胃、肺经。具有芳香化湿、醒脾开胃、解暑的作用。用于湿浊中阻，脘痞呕恶，口中甜腻等。

白扁豆： 味甘，性微温。归脾、胃经。具有健脾、化湿、消暑的作用。用于脾胃虚弱，食欲不振，大便溏泻等。

两药合用，可以健脾化湿解暑。

对症调养方

佩兰扁豆稀粥

原料：佩兰5克，炒白扁豆10克，小米30克。

做法：佩兰洗净煮水15分钟，去渣取汁，用此汁将炒白扁豆和小米煮烂成稀粥。

服法：随餐食用，早、晚各1次。

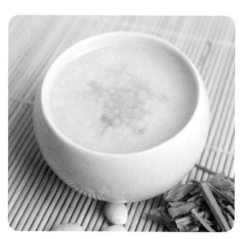

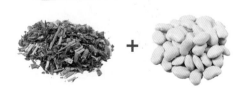

情志不畅引起的食欲不振

主症：不思进食，烦躁易怒，或悲悲切切，心情压抑，胁腹胀满，苔薄白，脉弦。

搭配有理

佛手+麦芽

疏肝和胃消食。

佛手：味辛、苦、酸，性温。归肝、脾、胃、肺经。具有疏肝解郁、理气和中、燥湿化痰的作用。用于肝胃气滞，胁肋胀痛，胃脘痞满，食少呕吐。

麦芽：味甘，性平。归脾、胃经。具有消食健胃、回乳消胀的作用。用于食积不消，脘腹胀痛，脾虚食少等。

两药合用，可以疏肝和胃、健脾消食。

对症调养方

佛手麦芽花茶

原料：佛手10克，生麦芽15克，玫瑰花3瓣。

做法：将上三味用沸水冲泡2分钟。

服法：代茶饮（哺乳期妇女慎用）。

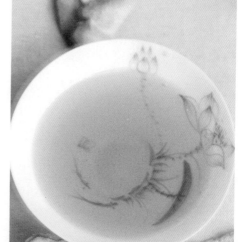

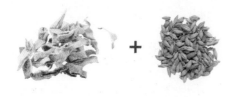

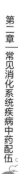

恶心

恶心是上腹部不适，紧迫想吐的感觉，多为呕吐的前奏，但也有只有恶心的感觉而无呕吐的发生。中医认为恶心是饮食所伤、情志不遂、感受外邪或受到外伤后及中暑等导致胃失和降引起的。现代医学中，除慢性胃肠病可引起恶心外，胆结石等肝胆系疾病、急性阑尾炎等急腹症、梅尼埃病等神经系统疾病、妊娠反应等也可以出现恶心症状（轻微的妊娠期恶心可以不处理，严重的妊娠期恶心请在医生指导下处理）。常见的可以通过自我调节而缓解的恶心有脾胃气滞型和胃肠湿热型。

脾胃气滞型

主症：恶心欲吐，胸闷，不想吃饭，脘胁胀满不舒，嗳气呃逆，苔薄白，脉弦。

搭配有理

陈皮+紫苏叶

理气降逆止呕。

陈皮：味辛、苦，性温。归脾、肺经。具有理气健脾、燥湿化痰的作用。用于脘腹胀满、食少吐泻等。

紫苏叶：味辛，性温。归肺、脾经。具有发汗解表、行气宽中的作用。用于风寒感冒、咳嗽呕恶、妊娠呕吐等。

两药合用，可以理气和胃、降逆止呕。

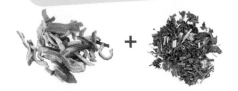

对症调养方

陈皮紫苏茶

原料：陈皮10克，紫苏叶10克。

做法：将上两味用沸水冲泡2分钟。

服法：每日1剂，代茶饮。

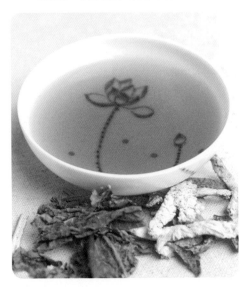

胃肠湿热型

主症：恶心欲吐，反酸水，打嗝臭秽，胸胁胀满不舒，唇红，苔黄腻，脉濡数。

搭配有理

黄连+竹茹

清湿热，除烦呕。

黄连： 味苦，性寒。归心、肝、胆、脾、胃、大肠经。具有清热燥湿、泻火解毒的作用。用于湿热痞满、呕吐吞酸、泻痢、黄疸、心火亢盛等。

竹茹： 味甘，性微寒。归肺、胃、心、胆经。具有清热化痰、除烦止呕的作用。用于胃热呕吐、痰热咳嗽等。

两药合用，可以清热化湿、除烦止呕。

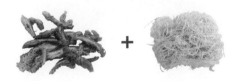

对症调养方

连茹姜汁饮

原料：黄连1克，竹茹10克，生姜汁少许。

做法：将黄连和竹茹用沸水冲泡2分钟，滤汁加入少许生姜汁，可稍加白砂糖调味（糖尿病患者除外）。

服法：每日1剂，代茶饮。

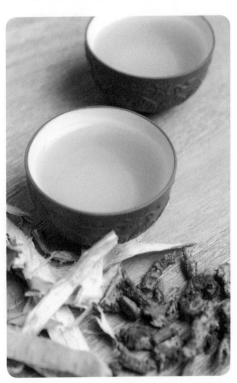

呃逆

呃逆是指胃气上逆动膈，喉间呃呃连声，声短而频，难以自制的一种症状表现。常由进食太快、突受外寒或生气恼怒后引起，大病久病后也有发作，主要病机是胃气上逆。现代医学认为呃逆是膈肌痉挛所致。

胃气上逆型

主症：呃呃连声、冲逆而出，脘腹、胸胁胀满不舒，舌苔薄白，脉弦。

搭配有理

丁香+薤白

降逆止呃。

丁香：味辛，性温。归脾、胃、肺、肾经。具有温中降逆、散寒止痛、温肾助阳的作用。用于脾胃虚寒、呃逆呕吐、食少吐泻、心腹冷痛等。

薤白：味辛、苦，性温。归心、肺、胃、大肠经。具有通阳散结、行气导滞的作用。用于胸痹心痛、脘腹痞满胀痛。

两药合用，可以降逆止呃宽胸。

对症调养方

丁香薤白煎

原料：丁香2克（研末），薤白10克。

做法：将薤白加清水300毫升煮沸15分钟，去渣取汁。

服法：每日1剂，分早、晚用药汁冲服丁香。

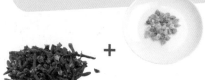

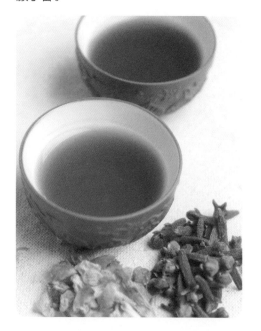

食积

食积主要是指饮食不化、积滞于胃肠。常见的原因是饮食过饱，超过了脾胃的消化能力；有的是脾胃素虚，运化功能较弱，即使少食也会出现饮食难化。

主症：脘腹胀满，饮食难下，反酸水，打嗝臭秽，大便不通，矢气臭秽，舌苔白腻或黄腻，脉滑数。

搭配有理

鸡内金+麦芽

健胃消食积。

鸡内金： 味甘，性平。归脾、胃、小肠、膀胱经。具有消食健胃的作用。用于食积不消、呕吐泻痢、小儿疳积等。

麦芽： 味甘，性平。归脾、胃经。具有消食健胃、回乳消胀的作用。用于食积不消、脘腹胀痛、脾虚食少等。

两药合用，可以健胃消食。

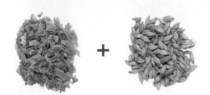

对症调养方

内金麦芽粥

原料：鸡内金10克，生麦芽10克，小米50克。

做法：将鸡内金炒黄研细末。用生麦芽加水煮汁，取汁，再加小米煮粥，将鸡内金末拌于粥中。

服法：随餐服用。

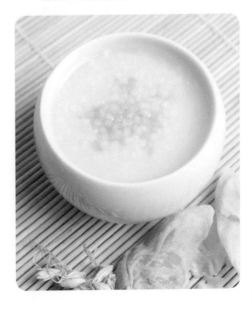

反胃

　　反胃是指饮食入胃后，不能被消化吸收，经过良久又由胃中返出的病证。属于呕吐的一种。前面提到的食积严重者可出现反胃。

　　主症：进食后脘腹胀满，朝食暮吐，暮食朝吐，吐后稍舒，神疲乏力，舌淡苔白滑，脉细缓无力。

搭配有理

丁香+莱菔子

降逆止呕。

丁香： 味辛，性温。归脾、胃、肺、肾经。具有温中降逆、散寒止痛、温肾助阳的作用。用于脾胃虚寒、呃逆呕吐、食少吐泻等。

莱菔子： 味辛、甘，性平。归脾、胃、肺经。具有消食除胀、降气化痰的作用。用于饮食停滞、脘腹胀痛、大便秘结等。

两药合用，可以降逆止呕、消食除胀。

对症调养方

莱菔丁香茶

　　原料：丁香末2克，莱菔子12克。

　　做法：将莱菔子炒黄后加沸水冲泡2分钟，滤汁。

　　服法：每日1剂。用莱菔子水冲服丁香末。

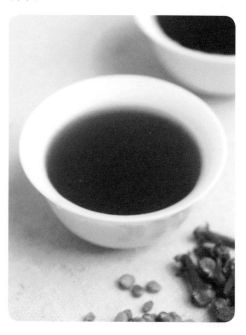

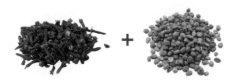

胃下垂

胃下垂是现代医学概念，是指由于胃周围韧带松弛，致使胃在腹腔中的位置下垂。中医认为多是中气不足，气虚下陷所致。

主症：轻者可没有明显症状，严重者可见嗳气、恶心、上腹部胀满或疼痛不适，饮食后加重，平卧减轻，形体消瘦，舌淡苔薄白或舌红少苔，脉细缓无力。

搭配有理

黄芪+升麻

益气升阳举陷。

黄芪：味甘，性微温。归脾、肺经。具有补气升阳、生津养血的作用。用于气虚乏力、食少便溏、中气下陷、久泻脱肛等。

升麻：味辛、微甘，性微寒。归肺、脾、胃、大肠经。具有升举阳气、发表透疹、清热解毒的作用。用于风热头痛、口疮、麻疹不透、脱肛、内脏脱垂。

两药合用，可以升阳举陷。

对症调养方

猪肚黄芪汤

原料：猪肚1只，黄芪30克，升麻3克，龙眼肉5克，葱花、生抽、食盐各适量。

做法：将猪肚去脂膜洗净，切丝。将黄芪、升麻用纱布包好，和龙眼肉、猪肚丝一起放入锅中，加清水，用文火将猪肚炖熟，加入适量生抽、葱花和食盐等调味品。

服法：随餐服用。

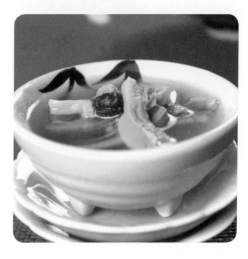

慢性胃炎

慢性胃炎是指不同病因引起的各种慢性胃黏膜炎性病变。根据症状可归属中医的"胃痛""胃胀"等范畴。肝胃郁热和脾胃虚寒是本病平时常见的两种中医证型。

肝胃郁热型

主症：胃脘胀痛或灼痛或无明显不适，口干口苦，烦躁易怒，舌红苔黄，脉弦数。

搭配有理

蒲公英+丹参

疏肝清热。

蒲公英： 味苦、甘，性寒。归肝、胃经。具有清热解毒、消痈散结、利湿通淋的作用。用于疔疮肿毒、乳痈、目赤、肺痈、肠痈等。

丹参： 味苦，性微寒。归心、肝经。具有活血调经、凉血消痈、安神的作用。用于胸痹心痛、脘腹胁痛、痛经经闭、疮疡肿痛等。

两者配伍，疏肝清热。

对症调养方

公英丹参饮

原料：蒲公英15克，丹参10克。

做法：将上两味加清水500毫升，煮沸20分钟，去渣取汁。

服法：每日1剂，早餐后半小时内与晚餐后半小时内分2次服。

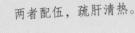
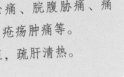

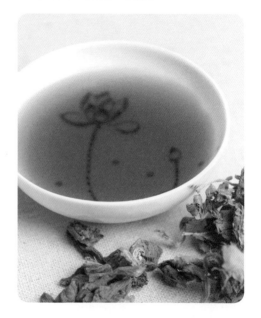

脾胃虚寒型

主症：胃痛隐隐或不适，喜温喜按，吐清水，神疲乏力，大便稀，舌淡苔白，脉虚弱或迟缓。

搭配有理

党参+黄芪

温脾益气养血。

党参：味甘，性平。归脾、肺经。具有益气、生津、养血的作用。用于脾肺气虚、食少倦怠等。

黄芪：味甘，性微温。归脾、肺经。具有补气升阳、生津养血的作用。用于气虚乏力、食少便溏、中气下陷、久泻脱肛等。

两药合用，可以益气养血。

对症调养方

参芪饮

原料：党参20克，黄芪30克。

做法：将上两味加清水500毫升，煮沸20分钟，去渣取汁。

服法：每日1剂，早餐后半小时内与晚餐后半小时内分2次服。

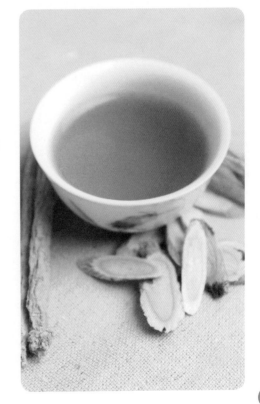

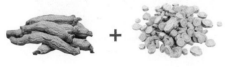

慢性结肠炎

慢性结肠炎是一种慢性，反复发作的，以结肠、乙状结肠和直肠为主要发病部位的炎性肠病。根据症状可归属于中医"痢疾""腹痛"等范畴。湿热内蕴和脾肾虚弱是慢性结肠炎常见的两种证型。

湿热内蕴型

主症：腹痛，里急后重，大便中有黄色黏冻或脓血，苔黄腻，脉滑数。

搭配有理

葛根+黄芩

清湿热止泻痢。

葛根：味甘、辛，性凉。归脾、胃、肺经。具有解肌退热、升阳止泻、生津止渴的作用。用于外感发热头痛、热痢、泄泻等。

黄芩：味苦，性寒。归肺、脾、胃、胆、大肠、小肠经。具有清热燥湿、泻火解毒、凉血止血的作用。用于胸闷呕恶、湿热痞满、泻痢等。

两药合用，可以清热化湿止泻。

对症调养方

葛根芩苋煎

原料：葛根10克，黄芩9克，马齿苋15克（鲜马齿苋30克）。

做法：将上三味洗净加清水500毫升，煮沸20分钟，去渣取汁。

服法：每日1剂，早餐后半小时内与晚餐后半小时内分2次服。

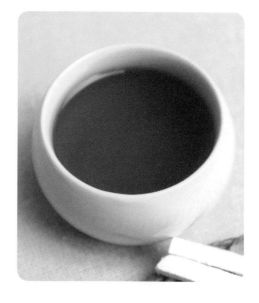

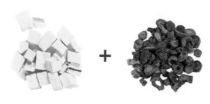

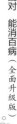

脾肾虚弱型

主症：食少神疲，腰酸肢冷，大便中夹有白色黏液或泡沫或淡红色脓血，时作时止，舌淡苔薄白，脉虚或濡。

搭配有理

黄芪+益智

暖肾温脾止泻。

黄芪： 味甘，性微温。归脾、肺经。具有补气升阳、生津养血的作用。用于气虚乏力、食少便溏、中气下陷、久泻脱肛等。

益智： 味辛，性温。归肾、脾经。具有暖肾温脾止泻的作用。用于肾虚遗尿、遗精白浊、脾寒泄泻、腹中冷痛等。

两药合用，可以温脾补肾止泻。

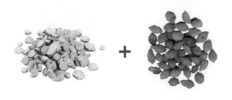

对症调养方

黄芪益智饮

原料：黄芪30克，益智10克。

做法：将上两味加清水500毫升，煮沸20分钟，去渣取汁。

服法：每日1剂，代茶饮。

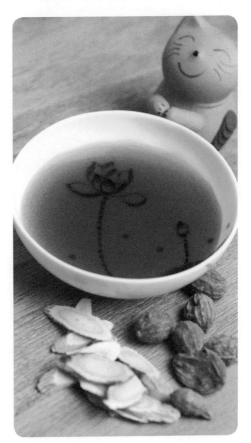

消化性溃疡

消化性溃疡主要是指发生于胃和十二指肠的溃疡。其发生与胃酸分泌过多、幽门螺杆菌感染、应激、药物损伤、遗传等多种因素有关。根据症状可归属中医"胃痛""嘈杂""便血"等范畴。脾胃虚寒和肝胃不和是消化性溃疡常见的两种证型。

脾胃虚寒型

主症：胃脘隐痛，喜温喜按，空腹痛甚，进食后痛减，反酸或吐清水，神疲肢冷。

搭配有理

甘草+饴糖

补中缓急止痛。

甘草： 味甘，性平。归心、肺、脾、胃经。具有益气补中、清热解毒、祛痰止咳、缓急止痛、调和药性的作用。用于脾胃虚弱，倦怠乏力，脘腹、四肢挛急疼痛等。

饴糖： 味甘，性温。归脾、胃、肺经。具有补中缓急、润肺止咳的作用。用于脾胃虚弱、里急腹痛等。

两药合用，可以补中缓急。

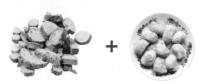

对症调养方

甘草饴糖茶

原料：甘草10克，饴糖15克。

做法：将甘草用沸水冲泡2分钟，放入饴糖烊化。

服法：每日1剂，作茶饮空腹服。

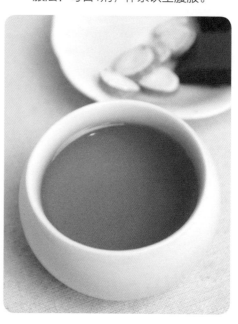

肝胃不和型

主症：胃脘胀闷、疼痛，嗳气善太息，常因情志因素引起或加剧，苔薄白，脉弦。

搭配有理

白芍+甘草

缓急止痛。

白芍：味苦、酸，性微寒。归肝、脾经。具有养血调经、平肝止痛的作用。用于血虚萎黄、月经不调、自汗盗汗、胁痛、腹痛等。

甘草：味甘，性平。归心、肺、脾、胃经。具有益气补中、清热解毒、祛痰止咳、缓急止痛、调和药性的作用。用于脾胃虚弱，倦怠乏力，脘腹、四肢挛急疼痛等。

两药合用就是《伤寒论》中著名的芍药甘草汤，可以缓急止痛。

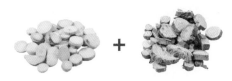

对症调养方

芍药甘草汤

原料：白芍15克，甘草6克。

做法：将上两味加清水500毫升，煮沸20分钟，去渣取汁。

服法：每日1剂，分早、晚2次空腹服。

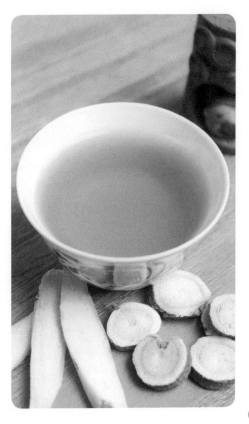

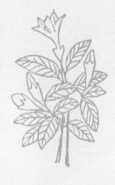

四气寒热与温凉
寒凉属阴温热阳
温热补火助阳气
温里散寒功效彰
寒凉清热并泻火
解毒助阴又抑阳
寒者热之热者寒
治疗大法此为纲
五味辛甘苦咸酸
治疗作用不同焉
辛行气血主发散
甘和补中急能缓
苦燥降泄能坚阴
咸能润下且软坚
酸能固涩又收敛
淡渗利水要记全

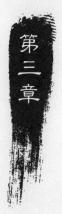

第三章

常见呼吸系统疾病中药配伍

——让我们健康自由地呼吸

感冒

感冒是一种以鼻塞、流涕、打喷嚏、头痛、恶寒发热、全身不适为主要表现的呼吸道传染性疾病，现代医学认为感冒多由感冒病毒引起，常在冬春季流行。祖国医学将其分为风寒、风热等多种类型。经常感冒反复不易愈者，应查治其他潜在疾病可能。

风寒感冒

主症：恶寒重，发热轻，无汗，头项疼痛，关节酸痛，鼻塞声重，打喷嚏，流清涕，咽痒，咳嗽，咳痰稀薄，口不渴或渴喜热饮，苔薄白，脉浮紧。

搭配有理

紫苏+生姜

发汗解表，行气温中。

紫苏：味辛，性温。归肺、脾经。具有发汗解表、行气宽中、解鱼蟹毒、安胎的功效。治脾肺气滞、咳嗽胸闷、恶心呕吐，外感风寒兼脾胃气滞。

生姜：味辛，性微温。归肺、脾、胃经。具有解表散寒、温中止呕、化痰止咳、解鱼蟹毒的功效。治外感风寒轻症，又善温胃散寒、和中降逆止呕。

两药合用，散风寒、降气逆、温肺脾。

对症调养方

紫苏生姜汤

原料：紫苏6克，生姜3片，红糖适量。

做法：将紫苏、生姜分别洗净，同置锅中，加水适量煲汤15分钟，最后加红糖煮至溶化即可。

用法：日煎1剂，分早、晚温服。

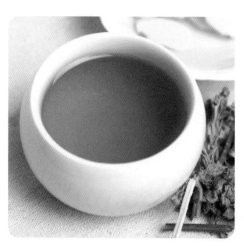

风热感冒

主症：发热较著，微恶风，头胀痛，或咽喉红肿疼痛，鼻塞，流黄稠涕，咳嗽痰稠，口干欲饮，舌边尖红，苔薄黄，脉浮数。

搭配有理

桑叶+菊花

疏散风热，清热解毒。

桑叶：味甘、苦，性寒。归肺、肝经。具有发散风热、清肺润燥、清肝明目的功效。治风热、肺热、燥热所致诸症，以及肝阳上亢之头晕目眩及肝热目赤涩痛，或肝虚眼目昏花等。

菊花：味甘、苦，性微寒。归肺、肝经。具有发散风热、平肝明目、清热解毒的功效。治外感风热初起，发热头痛；疔疮肿毒；肝阳上亢之头痛目眩。

两药合用，散风热、宣肺气、清肺热。

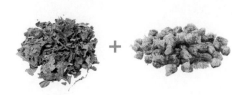

对症调养方

桑叶菊花薄荷粥

原料：桑叶6克，菊花3克，薄荷2克，淡豆豉6克，绿豆、冰糖各适量。

做法：桑叶、菊花、薄荷用纱布包好，凉水浸泡10分钟待用。将淡豆豉、绿豆置于锅中，冷水浸泡2小时后，煮熟，将纱布包连同浸泡的水同时下锅，共煮15分钟，用冰糖调味食之。

用法：每日1剂，分早、晚温服。

桑菊茶

原料：桑叶10克，菊花10克，冰糖适量。

做法：将桑叶、菊花同置锅中，加水适量煲汤15分钟，滤汁，最后加冰糖煮至溶化即可。

用法：日煎1剂，分早、晚温服。

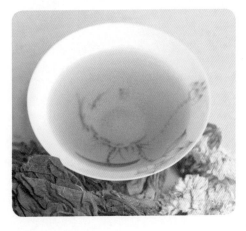

咳嗽

咳嗽是一种呼吸道常见症状。现代医学多认为先有上呼吸道感染症状，也可忽然出现频繁而较深的干咳，后渐有支气管分泌物。中医将咳嗽分为两大类，继发于感冒之后的称为"外感咳嗽"，没有明显感冒症状的称为"内伤咳嗽"。

外感咳嗽

主症：多为新病，病程短，常伴有恶寒、发热、头痛等症状，苔薄白或薄黄，脉浮紧或浮数。

搭配有理

甜杏仁+白萝卜

润肺止咳，消食通便。

甜杏仁： 味甘，性平。归肺、大肠经。具有润肺止咳、润肠通便的功效。主治肺虚劳咳或津伤肠燥便秘等。

白萝卜： 味甘、辛，性平。归肺、脾经。具有下气、消食、除疾润肺、解毒生津、利尿通便的功效。主治肺痿、肺热、便秘、吐血、气胀、食滞、消化不良、痰多、大小便不畅等。

两药合用，降肺气、通肠道。

对症调养方

杏仁萝卜饮

原料：白萝卜1个，杏仁10克。

做法：白萝卜洗干净，切成拇指大的小块，然后与杏仁同放入300毫升水中煮沸，换小火再煮十几分钟，滤取汁液。

用法：每日1剂，分早、中、晚服用。

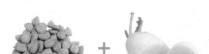

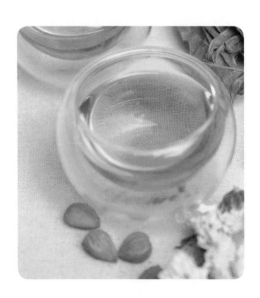

内伤咳嗽

主症：多为久病、肺脏虚弱或劳累所致，起病缓慢，咳声轻微，并伴有脏腑虚损及气虚血亏等症状，多属虚证或虚实夹杂。病程一般较长，常反复发作，有先病在肺而影响其他内脏的情况，也有其他内脏先伤而病及于肺的情况，其中以肺、脾、肾三脏的关系最为密切。

搭配有理

百合+银耳

滋阴润肺，清心止咳。

百合： 味甘，性微寒。归肺、心经。具有养阴润肺止咳、清心安神的功效。治疗肺阴虚的燥热咳嗽及劳嗽久咳、痰中带血等，以及热病余热未清之虚烦、失眠多梦等。

银耳： 味甘，性平。归肺、胃经。具有滋阴润肺、养胃生津的功效。治疗阴虚肺燥或虚劳久咳、干咳痰少、痰中带血等，以及热病伤津，或素体虚弱、胃阴不足、口渴咽干等。两药合用，养肺阴、生胃津、清虚火。

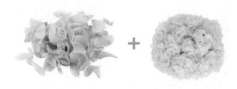

对症调养方

百合粳米粥

原料：百合12克，赤小豆30克，银耳10克，粳米100克，大枣5~10枚，冰糖适量。

做法：先将赤小豆、银耳（先用水泡发）煮至半熟，加入粳米、百合、大枣同煮为粥，用冰糖调味。

用法：日1剂，分早晚温服。

银耳百合沙参汤

原料：银耳10克，百合12克，北沙参10克，冰糖适量。

做法：将银耳用清水浸泡数小时至涨开，洗净，与其他原料（冰糖除外）一同放入砂锅中，加清水适量。武火煮沸后改用文火煮约1小时，取汁，用冰糖调味。

用法：日1剂，分早晚温服。

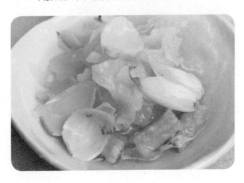

哮喘

哮喘是一种发作性的痰鸣气喘疾患。发作多突然，可有鼻痒、咳嗽、胸闷等先兆。发作时以喉中哮鸣有声，呼吸气促困难，甚则喘息不能平卧，或口唇指甲发绀，约数分钟至数小时后缓解为主要临床表现。多有过敏史或家族史。中医认为哮喘未发时以正虚为主，以"发时治标，平时治本"为基本治疗原则，缓解期可分为"肾不纳气"及"肺脾两虚"。

肺脾两虚型

主症：平时自汗怕风，易于感冒，每因气候变化而诱发，发作前打喷嚏、鼻塞流清涕，气短声低，咳痰清稀，喉中常有哮鸣音，面色苍白，舌质淡白，脉细弱。

搭配有理

甜杏仁+核桃仁

润肺止咳，润肠通便。

甜杏仁：味甘，性平。归肺、大肠经。具有润肺止咳、润肠通便的功效。主治肺虚劳咳或津伤肠燥便秘等。

核桃：味甘，性温。归肺、肾、大肠经，具有益肺平喘、润肠通便、调肝和血及补肾健脑等功效。用于肾阳不足、腰膝酸软、虚寒喘嗽等。

两药相合，润肺温里、止咳缓喘。

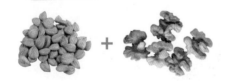

对症调养方

银杏益肺饮

原料：白果（生食有毒）6克，杏仁3克，核桃仁9克，紫苏子3克，炙甘草3克。

做法：将白果、杏仁、核桃仁捣烂，加入紫苏子、炙甘草和水，大火烧开，小火煎煮约半小时滤汁即可。

用法：日1剂，分早晚温服。

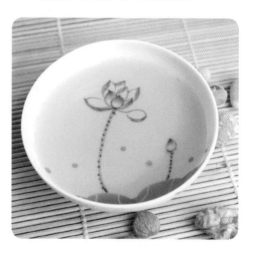

肾不纳气型

主症：短气息促，动则加重，咳痰质黏，头晕耳鸣，腰膝酸软，心慌，不耐劳累，舌红少苔，脉细数。

对症调养方

白果鸭肉煲

原料：白果6克，枸杞子20克，鸭肉块500克，大枣8枚，菜胆50克，料酒10克，姜、葱、盐各适量，鸡油30克，胡椒粉少许。

搭配有理

白果+枸杞子
补益肺肾，纳气平喘。
白果：味甘、苦、涩，性平，有毒。归肺、肾经。具有敛肺定喘、收涩止带、固精缩尿的功效。用于痰多喘咳、带下白浊等。
枸杞子：味甘，性平。归肝、肾经。具有补肝肾、明目的功效。主治肝肾不足之腰酸遗精、头晕目眩、视力减退、阴虚劳嗽等。
两药相合，滋肾阴、纳肺气、止咳嗽。

制法：将白果捶开壳，用竹签捅去白果心，枸杞子去杂洗净；大枣去核洗净，姜拍松，葱切段；菜胆洗净。将鸭肉块、白果、大枣、料酒、姜、葱放炖锅内，加清水2800毫升，置武火烧沸，再用文火煲40分钟，加入盐、鸡油、枸杞子、菜胆、胡椒粉，稍煮即成。

用法：去药渣食鸭肉饮汤（白果有小毒，不宜过量长期应用）。

红枣白果汤

原料：大枣3枚，白果3粒，枸杞子10粒。

做法：将上三味放入小锅中，加上大半碗水，中火烧10分钟即可。

用法：每晚临睡前服用（白果有小毒，不宜过量长期应用）。

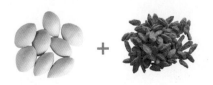

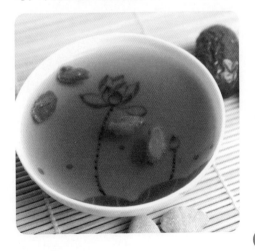

痰饮

慢性支气管炎以往是我国老年性常见病，故俗称"老慢支"。该病是由于反复感冒或治疗不彻底、过敏因素、工业粉尘、空气污染、长期吸烟等导致气管炎症反复发作。中医多将"慢性支气管炎"归属"痰饮"范围，有"痰湿蕴肺"和"痰热郁肺"之别。若伴有发热，应考虑继发感染。

痰湿蕴肺型

主症：咳嗽痰多，痰白黏腻，晨起及食后咳甚痰多，进食甘甜油腻之物则加重，胸脘胀满不舒，体倦乏力，大便时稀，舌苔白腻，脉濡滑。

搭配有理

茯苓+法半夏

健脾燥湿，化痰降逆。

茯苓： 味甘、淡，性平。归心、肺、脾、肾经。具有利水渗湿、健脾安神的功效。治疗脾虚不能运化之水湿停聚而生痰饮诸症，如食少纳呆、体倦乏力、便溏，也治心脾两虚、心血不足之心悸怔忡、健忘失眠等。

法半夏： 味辛，性温。归脾、胃、肺经。具有燥湿化痰的功效。治疗痰湿阻肺之咳嗽气逆、咳痰量多色白，湿痰上扰之头痛眩晕。

两药相合，燥痰湿、降逆气、健脾胃。

对症调养方

茯苓半夏粥

原料：茯苓、法半夏各9克，陈皮6克，粳米50克。

做法：先将前三味药煎取药汁，去渣，在药汁中加入洗净的粳米煮粥。

用法：此为1日量，分早、晚空腹服食（半夏有小毒，不宜过量长期应用）。

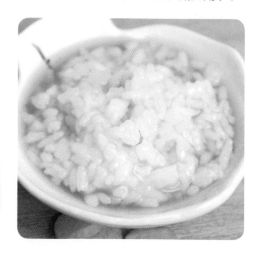

痰热郁肺型

主症：咳嗽气促，喉中痰声，痰多质稠，色黄难咳，痰有腥味，胸胁胀满，咳时疼痛，舌红苔薄黄腻，脉滑数。

搭配有理

梨+川贝母

清热润肺，化痰止咳。

梨：味甘、酸，性凉。归肺、胃经。具有润肺清热、消痰降火、清胃、养阴生津、滋肾补虚及润肠通便等功效。

川贝母：味苦、甘，性微寒。归肺、心经。具有清热化痰、润肺止咳、散结消肿的功效。治疗肺热、肺燥及阴虚咳嗽，也用于瘰疬、肺痈及疮痈。

两药相合，清肺热、治痰火、止肺咳。

对症调养方

猪肺川贝梨

原料：猪肺250克，川贝母10克，梨2个（切片），加冰糖少许。

做法：猪肺清理干净后切薄片，与川贝母、梨同放入锅中，加水后以小火熬煮5小时，加冰糖至溶化即可。

用法：每日1剂，以上量可分2~4次服完。

川贝冰糖梨

原料：川贝母粉2克，梨1个，冰糖6克。

做法：将梨去皮去核后，做成盅，然后在里面放入川贝母粉和冰糖，放在锅中蒸熟即可。

用法：温服，每日1次。

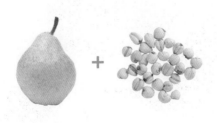

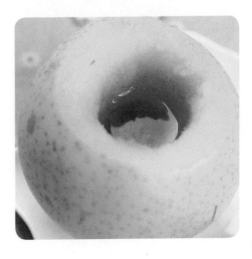

自汗

自汗是指由于体虚久病、饮食不节、情志失调而致阴阳失调，腠理不固，汗液外泄失常的病证。不因外界环境因素的影响，在头面、颈胸或四肢、全身，白昼时时汗出，动辄益甚者为自汗。中医将自汗分为肺卫不固、气阴两虚等多种类型。

肺卫不固型

主症：时时汗出，动则汗出更甚，汗出恶风，易于感冒，体倦乏力，气短，面色欠光泽，苔薄白，脉细弱。

搭配有理

黄芪+五味子

生津敛汗，益气固表。

黄芪：味甘，性微温。归脾、肺经。具有补气升阳、益气固表、利水消肿、托疮生肌的功效。治疗体弱表虚、肌表不固的自汗、虚汗，对中气下陷的久泻脱肛、内脏下垂也非常适宜。

五味子：味酸、甘，性温。归肺、肾、心经。具有敛肺滋肾、生津敛汗、涩精止泻、宁心安神的功效。治疗久咳虚喘、津伤口渴、自汗盗汗、遗精滑精、久泻不止、心悸、失眠、多梦。

两药相合，益心气、养心阴、安心神。

对症调养方

黄芪蜂蜜饮

原料：黄芪30克，五味子6克，糯稻根30，蜂蜜30克。

做法：将黄芪、五味子、糯稻根同放锅中，加水500毫升，煮开后除去药渣，加入蜂蜜溶化。

用法：日1剂，分早晚服用。

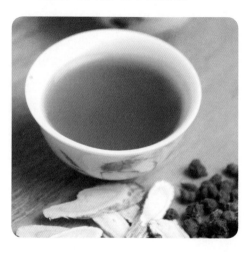

气阴两虚型

主症：自汗为主，兼有盗汗，心悸睡眠少，神疲气短，面色欠光泽，舌红，脉细。

对症调养方

山茱萸煎剂

原料：山茱萸10克，浮小麦30克，山药30克，牡丹皮5克。

做法：上4味共置保温瓶中，用沸水冲泡，盖闷20分钟后即可当茶水饮用。也可加水煎煮。

用法：每日1剂，分早晚各服一次。

山萸浮麦饮

原料：山茱萸10克，浮小麦30克，生牡蛎20克，蜂蜜少许。

做法：生牡蛎先煎20分钟后，加入山茱萸、浮小麦，共加水至500毫升，煮开后去除药渣，加入蜂蜜调味。

用法：每日1剂，分早晚各服一次。

搭配有理

浮小麦+山茱萸

酸甘化阴，补气敛汗。

浮小麦：味甘，性凉。归心经。具有止汗、益气、除烦的功效。治疗自汗、盗汗和骨蒸劳热。

山茱萸：味酸、涩，性微温。归肝、肾经。具有补益肝肾、收敛固涩的功效。常用于治疗头晕耳鸣、腰膝酸软、遗精滑精、遗尿尿频、月经过多、崩漏、虚汗不止等。

两药相合，补肝肾、敛虚汗。

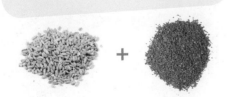

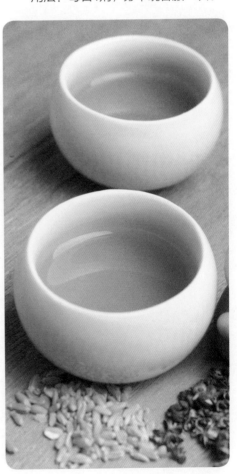

盗汗

盗汗是人在睡熟后不自觉地出汗，醒后即止，汗收后感觉烦热的一种症状。多因阴虚内热，迫汗外泄所致。现代医学认为，凡是影响人体体温调节中枢，以及使交感神经兴奋性增高的原因和疾病都可引起盗汗。中医认为"气阴两虚"与"阴虚火旺"是盗汗的常见证型。

气阴两虚型

主症：盗汗为主，兼有自汗，心悸少寐，神疲气短，面色欠光泽，舌红，脉细数。

搭配有理

黑豆+乌梅

补肾益阴，除烦止渴。

黑豆： 味甘，性平。归脾、肾经。具有益精明目、养血祛风、利水、解毒的功效。主治阴虚烦渴、头晕目昏、体虚多汗、肾虚腰痛、水肿尿少等。

乌梅： 味酸、涩，性平。归肝、脾、肺、大肠经。具有敛肺止咳、涩肠止泻、生津止渴、安蛔止痛、收敛止血的功效。治疗肺虚久咳、阴虚燥咳、虚热消渴等。

两药相合，补肾阴、除烦热。

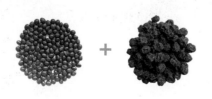

对症调养方

乌梅黑豆汤

原料：乌梅10克，黑豆30克，淮小麦50克，蜂蜜适量。

做法：前三味原料加清水煎浓汤，去渣取汁，加蜂蜜适量即成。

用法：每日1剂，喝汤。

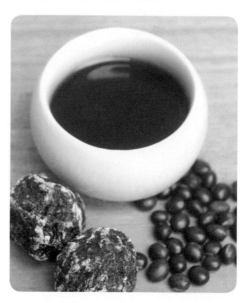

阴虚火旺型

主症：夜寐盗汗，五心烦热，或兼午后潮热，两颧潮红，口渴，舌红少苔，脉细数。

搭配有理

百合+莲子

清心除烦，交通心肾，滋肾敛阴。

莲子：味甘、涩，性平。归脾、肾、心经。具有补脾止泻、固涩止带、益肾固精、养心安神的功效。主治脾虚久泻、肾虚遗精、心肾不交之虚烦失眠等。

百合：味甘，性寒。归肺、心经。具有养阴润肺止咳、清心安神的功效。治疗肺阴虚的燥热咳嗽及劳嗽久咳、痰中带血等，以及热病余热未清之虚烦、失眠多梦等。

两药相合，清心火、滋肾水、敛虚汗。

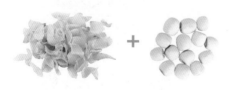

对症调养方

百合莲子饮

原料：百合20克，莲子30克，冰糖30克。

做法：先将百合、莲子洗净，放锅内，加入适量水，用小火慢慢炖至百合、莲子煮熟，加入冰糖溶化后食用。

用法：每次一小碗，一日1～2次。

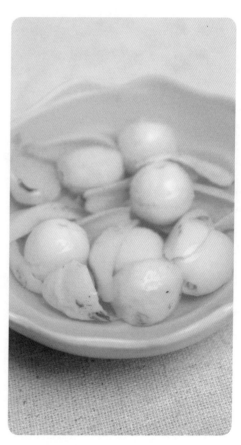

咽喉肿痛

咽喉肿痛是一种最常见的症状，多发于一年中的寒冷季节，感冒、扁桃体炎、鼻窦炎、百日咳、咽喉炎及病毒感染甚至心肌梗死均可引起咽喉肿痛。临床表现为经常咽部不适、异物感、发干、痒，刺激性咳嗽，口臭等症状。多因风热乳蛾或温病之后余毒未清，邪热耗伤肺阴，或因素体阴虚，加之劳倦过度，肾阴亏损，虚火上炎，熏蒸喉核，发为本病。中医常见分型为"肺阴亏虚"和"肾阴亏虚"。

肺阴亏虚型

主症：咽部干燥、灼热、微痛、微痒，干咳无痰或少痰而黏，扁桃体红肿，伴有五心烦躁、潮热盗汗、大便干结，舌红少苔，脉细数。

搭配有理

板蓝根+胖大海

养阴清热，润咽止痛。

板蓝根：味苦，性寒。归心、胃经。具有清热解毒、凉血利咽的功效。主治发热、头痛、咽喉痛及身发斑疹等。

胖大海：味甘，性寒。归肺、大肠经。具有清热利咽、润肺开音、润肠通便的功效。主治咽喉干痛、咳嗽失音、便秘、牙痛、目赤等。

两药相合，养肺阴、清肺热、利咽喉。

对症调养方

双根大海茶

原料：板蓝根15克，山豆根3克，甘草6克，胖大海2枚。

做法：将上4味共置保温瓶中，用沸水冲泡，盖闷20分钟后即可当茶水饮用。也可加水煎煮。

用法：倒保温瓶中慢慢饮用，每天1剂。注意山豆根有毒，不宜长期服用。

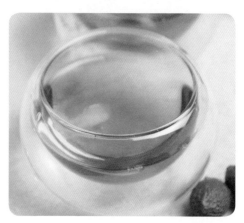

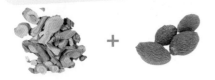

肾阴亏虚型

主症：咽喉干燥不适、微痛，扁桃体潮红、上有黄色脓点，伴有头晕眼花、耳鸣、耳聋、腰膝酸软，舌红少苔，脉细数。

搭配有理

玄参+麦冬

清咽利喉，养阴生津。

玄参：味甘、苦、咸，性微寒。归肺、胃、肾经。具有清热凉血、滋阴降火、解毒散结的功效。主治热毒咽喉肿痛、阴虚咽喉不适，也用于劳嗽咯血、阴虚发热、消渴便秘。

麦冬：味甘、微苦，性微寒。归心、肺、胃经。具有养阴润肺、益胃生津、清心除烦的功效。治疗肺阴不足之干咳痰黏，或胃阴虚或热伤胃阴之口渴咽干、大便燥结等，还用于心阴虚及温病热邪扰及心营，致心烦不眠等。

两药相合，利咽喉、清虚火。

对症调养方

清咽粥

原料：玄参15克，甘草6克，乌梅2个，麦冬12克，大米100克。

做法：玄参、甘草切片（用布包），乌梅去核，麦冬去心，大米洗净，同放锅内，加水适量煮成粥，去除药包。

用法：每日1剂，分早晚服用。

生甘草饮

原料：生甘草、沙参、麦冬、玄参各50克。

做法：将上述中药捣碎，混合均匀备用。在服用时，每次取出15克，放入茶杯中，以沸水冲泡1小时。

用法：每日1剂，分早晚各温服1次。

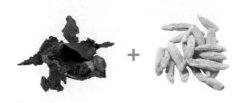

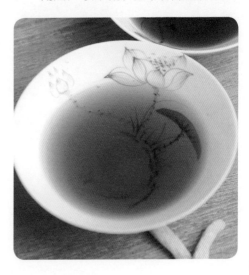

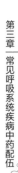
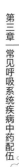

急性扁桃体炎

西医所谓的急性扁桃体炎相当于中医的"风热乳蛾"。中医学认为风热乳蛾多因气候骤变，寒热失调，肺卫不固，致风热邪毒乘虚从口鼻而入侵喉核（扁桃体），或因嗜烟酒等，脾胃蕴热，或因外感风热失治，邪毒乘机内传肺胃，上灼喉核，发为本病。主要分为"肺经风热"和"肺胃热盛"两型。

肺经风热型

主症：咽部疼痛并逐渐加剧，咽喉灼热，喉核稍红肿，伴有发热恶风、头疼、鼻塞、咳嗽有痰，舌边尖红、苔薄白，脉浮数。

搭配有理

桔梗+牛蒡子

宣肺止咳，利喉消炎。

桔梗：味苦、辛，性平。归肺经。具有开宣肺气、祛痰排脓、利咽开音的功效。主治外感咳嗽有痰、咽痛失音；利胸中之滞，促进肺中脓痰排出。

牛蒡子：味辛、苦，性寒。归肺、胃经。具有发散风热、宣肺透疹、利咽散结、解毒消肿的功效。治疗外感风热，症见咳嗽、咽喉肿痛，热毒疮疡，疖腮，麻疹初起，疹发不畅等症。

两药相合，开肺气、散风热、利咽喉。

对症调养方

桔梗牛蒡子茶

原料：牛蒡子10克，桔梗5克，蝉蜕5克，生甘草5克。

做法：将上述药物研为粗末，置保温瓶中，以沸水冲泡，闷10分钟。

用法：代茶频饮，每日1剂。

注意：风寒咳嗽者忌用，孕妇慎服。

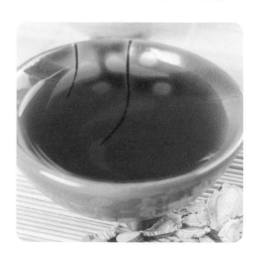

肺胃热盛型

主症：咽喉疼痛剧烈，连及耳根及颌下，扁桃体红肿严重，表面或有黄白脓点，或伴有高热，口渴想喝水，咳痰黄稠，小便黄，大便秘结，舌红苔黄，脉洪数。

搭配有理

鱼腥草+鸭跖草

清热解毒，利水通淋。

鱼腥草：味辛，性微寒。归肺经。具有清热解毒、消痈排脓、利尿通淋的功效。主治急性扁桃体炎、肺痈吐脓、痰热喘咳、热痢、热淋、疮痈肿毒等。

鸭跖草：味甘、淡，性寒。归肺、胃、小肠经。具有清热泻火、解毒、利水的功效。主治外感发热、咽痛、疮疡、水肿、热淋等。

两药相合，清肺热、解咽痛、利水湿。

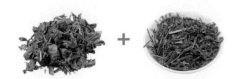

对症调养方

鸭跖鱼腥草饮

原料：鸭跖草15克，鱼腥草15克，冰糖少许。

做法：将前2味洗净，用500毫升水煎取200毫升，去渣留汁，加入适量冰糖。

用法：日煎1剂，分早晚2次服用。

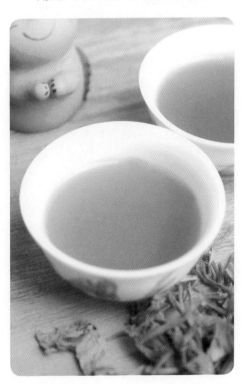

慢性鼻炎

急性鼻炎未经彻底治愈，往往转变成慢性鼻炎或萎缩性鼻炎。慢性鼻炎虽无明显全身症状，但长期鼻塞，黏膜充血，鼻甲肥大，脓性黏涕不断，不仅令人精神痛苦，而且可使嗅觉受阻，头昏脑涨，严重者甚至影响记忆力。常分为肾虚型和风寒型。

肾虚型

主症：鼻流清涕，喷嚏频频，鼻痒不适，经常反复发作，早晚为甚，腰膝酸软，形寒肢冷，遗精早泄，夜尿多，舌质淡苔白，脉濡弱。

搭配有理

菟丝子+细辛
温肾固精，通窍止痛。

菟丝子：味辛、甘，性平。归肝、肾、脾经。具有补肾固精、养肝明目、止泻、安胎的功效。主治肾虚腰痛、阳痿、遗精、尿频、带下，又适用肝肾不足之目暗不明、胎动不安、消渴及脾虚泄泻。

细辛：味辛，性温，有小毒。归肺、肾、心经。具有祛风解表、散寒止痛、温肺化饮、通窍的功效。治疗风寒在表、阳虚外感、寒饮咳喘、头痛、痹痛、牙痛、鼻渊等。两药相合，温肾阳、通鼻窍、止痹痛。

对症调养方

菟丝细辛粥

原料：菟丝子12克，细辛3克，粳米100克，白糖适量。

做法：将菟丝子洗净后捣碎，和细辛水煎，去渣取汁，入粳米煮粥，粥熟时加白糖即可。

用法：分早晚2次服用（细辛有小毒，不宜过量长期服用）。

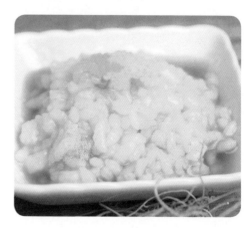

风寒型

主症：鼻塞打喷嚏，流清涕，咳嗽咽痛，恶风寒，身痛，舌质淡红，苔薄白，脉浮紧。

搭配有理

苍耳子+白芷

祛风散寒，通窍止痛。

苍耳子： 味辛、苦，性温，有小毒。归肺经。具有祛风散寒、宣通鼻窍、除湿止痛的功效。主治风寒头痛、鼻渊、风湿痹痛、风疹瘙痒等症。

白芷： 味辛，性温。归肺、胃、大肠经。具有祛风散寒、通窍止痛、消肿排脓、燥湿止带的功效。主治感冒头痛、牙痛、鼻塞鼻渊、疮疡肿痛、寒湿带下等。两药相合，祛风寒、通鼻窍、止头痛。

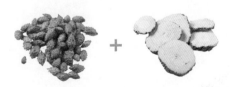

对症调养方

大枣鱼头汤

原料：胖头鱼鱼头100克，白术10克，苍耳子6克，白芷10克，生姜3片，大枣15克，油、盐各适量。

做法：取胖头鱼鱼头，洗净后用热油两面稍煎待用。将大枣去核洗净。将白术、苍耳子、白芷、大枣、生姜共放砂锅内与鱼头一起煎汤，待熟加盐调味。

用法：去药渣食肉饮汤（苍耳子有小毒，不宜过量长期应用）。

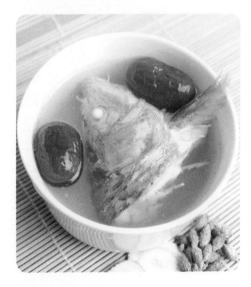

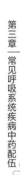

肺炎

肺炎是以发热、咳嗽、胸痛、咳吐腥臭浊痰，甚则咳吐脓血痰为主要临床表现的一种病证。现代医学认为，肺炎是指终末气道、肺泡和肺间质的炎症，可由病原微生物、理化因素、免疫损伤、过敏及药物所致。其中最常见的是细菌性肺炎，在儿童、老年人群及免疫抑制患者中多见。中医认为肺炎属"肺痈"范畴，可分为初期，症同感冒咳嗽；成痈期，出现高热、振寒、咳嗽、气急、胸痛等痰瘀热毒蕴肺的证候，常需就医。初期可参考第三章"感冒""咳嗽"，成痈期主要为"邪热壅肺"型；恢复期主要为"气阴两伤"型。

邪热壅肺型

主症：身热转甚，时时振寒，继则壮热不寒，汗出烦躁，咳嗽气急，胸满胀痛，转侧不利，咳吐浊痰，呈现黄绿色，自觉喉间有腥味，口干咽燥，舌苔黄腻，脉滑数。

搭配有理

薏苡仁+冬瓜仁

清肺化痰，利湿排脓。

薏苡仁：味甘、淡，性凉。归脾、胃、肺经。具有利水渗湿、健脾止泻、除痹、排脓、解毒散结的功效。主治小便不利、水肿、脾虚泄泻、风湿痹痛、经脉挛急、肺痈、肠痈等。

冬瓜仁：味甘，性微寒。归肺、小肠经。具有清肺化痰、利湿排脓的功效。主治肺热咳嗽、肺痈、肠痈、带下、白浊等。

两药相合，祛痰浊、清肺热、排脓痰。

对症调养方

冬瓜仁薏仁粥

原料：薏苡仁30克，鲜山药100克，冬瓜仁20克，粳米100克。

做法：薏苡仁、山药洗净，山药去皮切片，冬瓜仁洗净打烂，与粳米同放锅中，加适量水煮粥。

用法：分早、晚两次吃完。

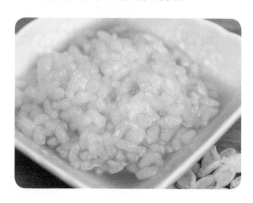

气阴两伤型

主症：身热渐退，咳嗽减轻，咯吐脓血渐少，臭味亦减，痰液转为清稀，或见胸胁隐痛，难以久卧，气短乏力，自汗，盗汗，低热，午后潮热（规律性发热），心烦，口干咽燥，面色欠光泽，形瘦神疲，舌质红或淡红，苔薄，脉细或细数无力。

搭配有理

玉竹+北沙参

滋阴润燥，滋胃润肺，止渴生津。

玉竹： 味甘，性微寒。归肺、胃经。具有养阴润燥、生津止渴的功效。主治阴虚肺燥之干咳少痰，热病烦渴之消渴，养阴而不恋邪。

北沙参： 味甘、微苦，性微寒。归肺、胃经。具有养阴清肺、益胃生津的功效。治疗肺阴虚之肺热燥咳、干咳少痰，或劳嗽久咳、咽干音哑等，也用于胃阴虚或热伤胃阴、津液不足之口渴咽干等。

两药相合，养肺阴、润肺燥、止肺咳。

对症调养方

清肺滋阴汤

原料：老鸭1000克，陈皮3克，玉竹10克，北沙参12克，盐适量。

做法：将老鸭(超过4年的鸭谓之老鸭)先除毛，剖腹除去内脏及肠杂，将各药材放置鸭腹内，加清水2.5升，文火煲汤，汤成加入盐即可。

用法：去药渣，食鸭肉饮汤。

沙参玉竹麦冬煎

原料：北沙参12克，玉竹10克，麦冬10克，天花粉3克，地骨皮6克。

做法：水煎服。

用法：每天1剂，分早晚各服一次（孕妇慎用）。

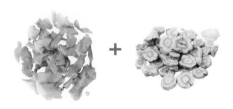

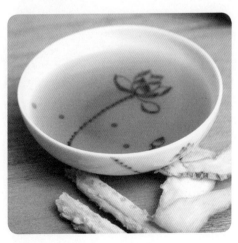

肺结核

肺结核患者临床表现为咳嗽咯血、潮热、盗汗、身体逐渐消瘦。女性患者有月经失调。肺结核是由结核杆菌感染肺部引起的，是慢性传染病，现代医学把该病分为原发性和继发性两种类型。原发性肺结核多发于儿童，是结核菌初次感染，人体无免疫力，全身反应强烈。继发性肺结核多发于青年或成年人，是结核菌的再次感染，常形成"浸润型肺结核"。中医多将其分为肺阴亏虚、虚火灼肺型进行辨证论治。

肺阴亏虚型

主症：干咳，咳声短促，或咳少量黏白痰，痰中带血丝或血点、色鲜红，胸部隐痛，午后手足心热，皮肤干灼，口干咽燥，盗汗，疲倦乏力，吃东西不香，舌边尖红，苔薄白，脉细数。

搭配有理

藕+梨

润肺清热，养阴生津。

藕： 味甘、涩，性凉。归心、脾、胃经。具有清热、生津、凉血、散瘀、补脾、开胃的功效。主治热病烦渴、吐衄血、下血等。

梨： 味甘、酸，性凉。归肺、胃经。具有润肺清热、消痰降火、清胃、养阴生津、滋肾补虚及润肠通便等功效。

两药相合，清热、生津、止血。

对症调养方

五汁膏

原料：白果汁、秋梨汁、鲜藕汁、山药汁、甘蔗汁、蜂蜜各150克，柿饼、生核桃仁各120克。

做法：先将柿饼、核桃仁捣烂如泥，把蜂蜜加适量清水稀释后，一并加入上述汁液中和成膏，搅拌均匀，微微加热，融合后，离火稍凉，瓷罐收藏。

用法：每次服2汤匙，每日3~4次。可常服。

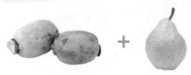

虚火灼肺型

主症：咳呛气急，痰少质黏，或咳痰黄稠量多，时时咯血，血色鲜红，午后潮热，骨蒸颧红，手足心发热，心胸烦热，盗汗量多，心烦失眠，性急易怒，胸胁掣痛，男子遗精，女子月经不调，形体日渐消瘦，舌干红，苔薄黄而剥，脉细数。

搭配有理

知母+川贝母

清热化痰，润肺止咳。

知母： 味苦、甘，性寒。归肺、胃、肾经。具有清热泻火、滋阴润燥的功效。主治壮热、烦渴、肺热咳嗽，以及内热伤津、阴虚消渴、骨蒸潮热、遗精盗汗等。

川贝母： 味苦、甘，性微寒。归肺、心经。具有清热润肺、化痰止咳、散结消肿的功效。治疗肺热、肺燥及阴虚咳嗽，也用于瘰疬、肺痈及疮痈。

两药相合，清肺热、润肺燥、止肺咳。

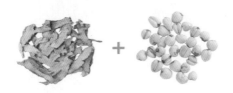

对症调养方

百合饮

原料：百合12克，知母、川贝母6克，麦冬、生地黄、熟地黄、百部、白及各10克。

做法：将以上药物洗净，放入锅内，加水适量，用武火烧沸，再用文火煮25分钟，停火，过滤即成。

用法：每日1剂，分早晚各服1次。

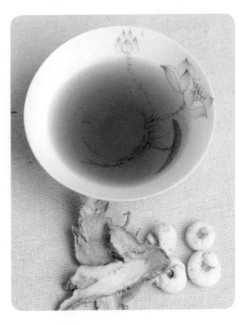

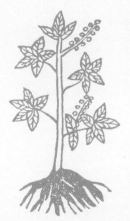

淡渗利水要记全

酸能固涩又收敛

咸能润下且软坚

苦燥降泄能坚阴

甘和补中急能缓

辛行气血主发散

治疗作用不同焉

五味辛甘苦咸酸

治疗大法此为纲

寒者热之热者寒

解毒助阴又抑阳

寒凉清热并泻火

温里散寒功效彰

温热补火助阳气

寒凉属阴温热阳

四气寒热与温凉

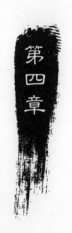

第四章

常见心神类疾病
中药配伍

——神清气爽，精神好身体自然就好

中暑

中暑是在暑季高温高湿环境中汗腺分泌减少或缺乏，导致机体产热或散热平衡失调所致。中医辨证可分为"暑入阳明"及"暑伤津气"两型。

暑入阳明型

主症：高热多汗，口渴想喝水，面赤气粗，大便燥结难下，小便短赤，舌质红，脉洪数，指纹深红、透达气关。

搭配有理

荷叶+金银花

清凉解暑，祛暑泻火，止渴生津。

荷叶：味苦，性平。归肝、脾、胃经。清暑利湿，升发清阳，凉血止血。主治暑热头胀烦渴、脾虚泄泻及多种出血证。

金银花：味甘，性寒。归肺、心、胃经。清热解毒，疏散风热。主治疮疡初起、红肿热痛，外感风热，热毒血痢，暑热烦渴等。

两药相合，清暑热、解暑湿。

对症调养方

荷叶银花茶

原料：荷叶10克，金银花10克，薄荷6克，冰糖5克。

做法：荷叶、金银花、薄荷用沸水冲泡，加入冰糖搅匀。

用法：分数次饮用。

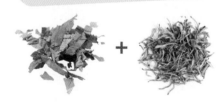

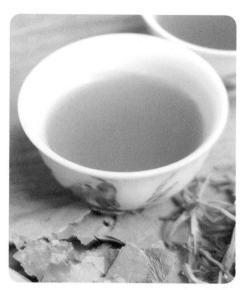

暑伤津气型

主症：发热心烦，自汗口渴，神疲倦怠，苔少，脉虚无力等。

搭配有理

绿豆+白扁豆

清热解暑，消暑利水，和中健脾。

绿豆： 味甘，性凉。归心、胃经。具有清热解毒、消暑利水的功效。主治疮痈肿毒、药食中毒、暑热烦渴、小便短赤等。

白扁豆： 味甘，性微温。归脾、胃经。具有健脾和中、消暑化湿的功效。主治脾虚湿盛，运化失常所致食少便溏或泄泻，脾虚湿浊下注之白带过多，暑湿吐泻，食物中毒等。

两药相合，清暑热、健脾运、利暑湿。

对症调养方

冬瓜扁豆粥

原料：冬瓜100克，白扁豆50克，绿豆100克，薏苡仁100克。

做法：冬瓜洗净切丁(粒)备用；绿豆、薏苡仁、白扁豆淘洗净，加水煮沸，用小火煮15分钟左右，再加冬瓜，煮至熟烂。

用法：早晚各服适量。

三豆饮

原料：绿豆100克，赤小豆50克，白扁豆30克。

做法：加水共煮烂即可。

用法：取浓汁饮服。

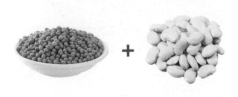

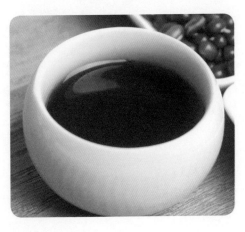

失眠多梦

失眠是指以经常不能获得正常睡眠为特征的一种病证。多梦是人完成睡眠过程后，感觉乱梦纷纭并伴有头晕疲倦的一种状态。现代医学认为失眠多梦多是由于精神紧张、思虑过度、苦恼忧虑等所致。中医学认为失眠多梦多与痰热内扰和心脾两虚有较大关系。

痰热内扰型

主症：失眠多梦，伴有心情烦躁，胃脘满闷不舒，打嗝泛酸水，舌偏红苔黄腻，脉滑数等。

搭配有理

竹茹+茯苓

清热化痰，健脾安神。

竹茹：味甘，性微寒。归肺、胃经。具有清热化痰、除烦止呕的功效。治痰火内扰、胸闷痰多、心烦失眠。

茯苓：味甘、淡，性平。归心、肺、脾、肾经。具有利水消肿、渗湿健脾、宁心安神的功效。常用治痰热内扰之失眠、多梦、健忘等症。

两药合用，清痰热、健脾气、安心神。

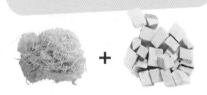

对症调养方

竹茹茯苓汤

原料：竹茹10克，茯苓10克，冰糖适量。

做法：将竹茹、茯苓分别洗净，同置锅中，加水适量煲汤，最后加冰糖煮至溶化即可。

用法：日煎1剂，分早晚2次温服。

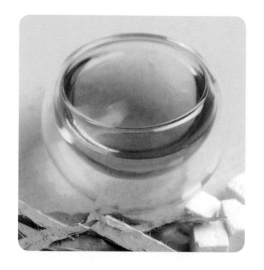

心脾两虚型

主症：不易入睡，多梦易醒，心悸健忘，头晕目眩，神疲食少，四肢倦怠，面色欠光泽，舌质淡，脉细无力。

对症调养方

党参龙眼莲子粥

原料：党参10克，龙眼肉15克，莲子15克，粳米适量。

做法：将上述原料洗净，党参煎水取汁。锅中加适量水和党参汁、龙眼肉、莲子、粳米，煮至粥成。

用法：日1剂，分早晚温服。

党参龙眼汤

原料：党参10克，龙眼肉15克，冰糖适量。

做法：将党参、龙眼肉分别洗净，同置锅中，加水适量煲汤，最后加冰糖煮至溶化即成。

用法：日1剂，分早晚温服。

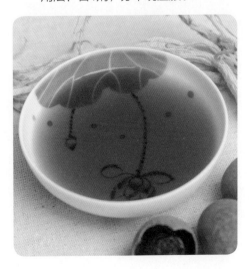

多寐（嗜眠症）

多寐是一般所说的"嗜眠症"，其特点是不论昼夜时时欲睡，呼之能醒，醒后复睡。多寐的病因病机多为脾虚湿胜、阳衰、瘀血阻窍所致。中医临床常见脾虚、湿胜两型。

脾虚型

主症：多寐欲卧，一般多见于病后或老年人，症见头昏乏力，食物不消化，神疲懒言，语声低微，自汗便稀，舌体肥大，脉虚无力。

搭配有理

黄芪+黄精

健脾润肺，补气养阴。

黄芪： 味甘，性微温。归脾、肺经。具有补气升阳、益气固表、利水消肿、敛疮生肌的功效。治疗体弱表虚，肌表不固的自汗、虚汗，能补气以生津止渴，对中气下陷的久泻脱肛、内脏下垂也非常适宜。

黄精： 味甘，性平。归脾、肺、肾经。补气养阴，健脾，润肺，益肾。治疗脾胃虚弱之倦怠乏力、食欲不振，肾虚精亏之头晕、腰膝酸软、须发早白，肺燥之干咳少痰，阴虚久咳。

两药相合，补脾肺、滋肾阴、升清气。

对症调养方

芪精大枣汤

原料：黄芪15克，黄精10克，大枣6枚。

做法：上述3味原料洗净后放入小锅中，加上大半碗水，中火烧10分钟即可。

用法：每日服1剂。

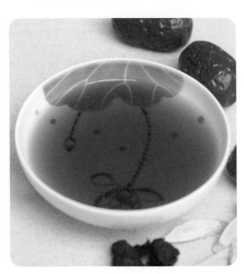

湿胜型

主症：多寐欲卧，头昏乏力，肢体沉重，伴胸闷，食欲差，痰多恶心，大便溏泄，形体肥胖，睡眠中常出现打鼾，舌苔白腻，脉濡缓。

搭配有理

砂仁+陈皮

健脾开胃，化湿利水。

砂仁：味辛，性温。归脾、胃、肾经。具有化湿开胃、温脾止泻、理气安胎的功效。主治湿浊中阻之脘腹胀满、不思饮食，胃寒呕吐、妊娠呕吐等。

陈皮：味辛、苦，性温。归脾、肺经。具有理气健脾、燥湿化痰的功效。主治脘腹胀满、恶心不思饮食、便溏、胸膈满闷、咳嗽气促、痰多色白等。

两药相合，健脾胃、祛水湿。

对症调养方

砂仁陈皮鲫鱼汤

原料：砂仁3克，陈皮10克，鲫鱼1条(300~400克)，生姜3片，食盐、油各适量。

做法：砂仁打碎，陈皮浸泡；鲫鱼宰杀，去肠杂，洗净控水后置油锅慢火煎至两边微黄，铲起。砂仁、陈皮、鲫鱼与生姜一起放进瓦煲内，加入清水2500毫升(约10碗水量)，武火煲沸后，改为文火煲2小时，调入适量食盐便可。

用法：去药渣，食肉饮汤。

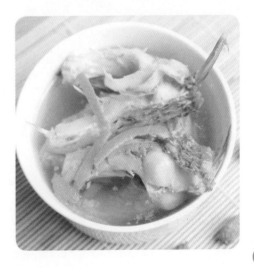

健忘

　　健忘是"亚健康"状态的一种体现，是指记忆力减退、遇事易忘的症状。青少年健忘与大脑不健全发育有关，中老年健忘与脑动脉硬化和脑萎缩前期有关。中医认为脑与肾、心、脾的关系密切，主要分为用脑"思虑过度"导致"心脾血虚、心失所养"，或年老"肾气亏损、精亏髓减"两型。

肾气亏损、精亏髓减型

　　主症：除健忘外，可见失眠、心悸、眩晕、精神恍惚、气短乏力、腰膝酸软、尿频遗尿，舌质淡，苔薄白，脉细弱。

搭配有理

黑芝麻+核桃仁

补肾健脑，润肠通便。

黑芝麻：味甘，性平。归肝、肾、大肠经。具有补肝肾、益精血、润肠燥的功效。治疗肝肾精血不足之头晕眼花、须发早白，血虚津亏之肠燥便秘。

核桃仁：味甘，性温。归肺、肾、大肠经。补肾，温肺，润肠。用于肾阳不足、腰膝酸软、肠燥便秘等。

两药相合，补肾健脑、益精血、润肠燥。

对症调养方

芝麻核桃粥

　　原料：桑叶10克，黑芝麻50克，核桃仁50克，粳米100克。

　　做法：桑叶煎汁去渣。黑芝麻、核桃仁研碎，与粳米、桑叶汁，再加适量水煮粥。

　　用法：早晚适量服用。

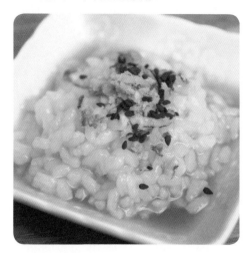

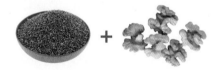

心脾血虚、心失所养型

主症：除健忘外，可见倦怠乏力、头昏，或心悸、失眠，或食少便稀不成形，舌苔薄白，脉细弱。

搭配有理

酸枣仁+党参

养心安神，益脾补脑。

酸枣仁： 味甘、酸，性平。归心、肝、胆经。具有养心益肝、安神、敛汗生津的功效。主治心悸、怔忡、失眠、健忘，体虚自汗、盗汗等。

党参： 味甘，性平。归脾、肺经。健脾益肺，养血生津。主治脾肺气虚，食少便溏，四肢倦怠，气短咳喘，言语无力，声音低弱，面色萎黄，头晕心悸，气短口渴等。

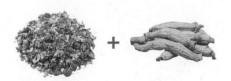

对症调养方

党参黄芪炖鸡汤

原料：党参10克（或西洋参10克），黄芪10克，酸枣仁10克，大枣10颗，0.5～1千克重的鸡1只，盐适量。

做法：鸡宰杀后，去毛洗净，剔除内脏，切成小块，与党参、黄芪、酸枣仁、大枣同入锅，加适量清水，小火慢炖1～2小时后，加入盐调味。

用法：吃肉喝汤，分顿食用。每日1次，连服10～15天。

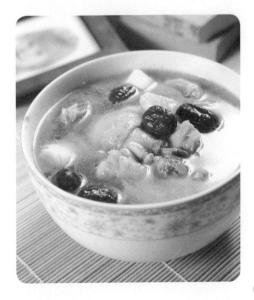

头晕

头晕为头昏、头胀、自觉头重脚轻、站立不稳、眼冒金星等，或伴有恶心、呕吐、汗出、面色苍白等症，甚则突然昏倒。西医认为，头晕与高血压、贫血、大病久病体虚等相关。中医认为头晕主要分两大类，一类即"气血不足、肾精亏损"，多见于贫血及大病久病体虚者，如兼有听力减退、耳鸣、腰酸腿软、四肢冷等，则为肾阳虚引起，如兼有耳鸣、心烦、失眠、手足心发热者，则为肾阴虚，虚火上扰所致；另一类为"肝风内动、肝阳上亢"，多见于高血压等。

气血不足、肾精亏损型

主症：眩晕动则加重，劳累即发，神疲乏力，倦怠懒言，唇甲无光泽，发色不泽，心悸少寐，吃得少且腹胀，舌质淡，苔薄白，脉细弱。

搭配有理

党参+黄芪

补中气，益精血。

党参： 味甘，性平。归脾、肺经。健脾益肺，养血生津。主治脾肺气虚，食少便溏，四肢倦怠，气短咳喘，言语无力，声音低弱，面色萎黄，头晕心悸，气短口渴等。

黄芪： 味甘，性微温。归脾、肺经。补气升阳，益气固表，利水消肿，敛疮生肌。治疗体弱表虚，肌表不固的自汗、虚汗，能补气以生津止渴，对中气下陷的久泻脱肛、内脏下垂也非常适宜。

两药相合，补中气、养精血、生津。

对症调养方

天麻参芪炖鸡

原料：鸡1只（重约500克，去毛及内脏），天麻、当归各5克，党参、黄芪、枸杞子各10克。

做法：鸡处理干净，切块，将天麻、当归、党参、黄芪纳入纱布袋缝好，加枸杞子和水适量，小火炖1小时。

用法：分两次食肉喝汤。

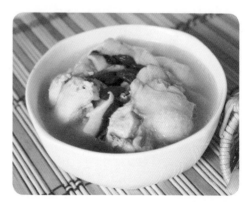

肝风内动、肝阳上亢型

主症：眩晕耳鸣，头胀且痛，口苦，失眠多梦，遇劳烦郁怒加重，颜面潮红，急躁易怒，肢麻震颤，舌红，苔黄，脉弦数。

搭配有理

菊花+决明子

清肝明目，平抑肝阳。

菊花： 味甘、苦，性微寒。归肺、肝经。发散风热，平肝明目，清热解毒。主治外感风热头痛、目赤肿痛，肝阳上亢之头痛眩晕，疔疮肿毒等。

决明子： 味甘、苦、咸，性微寒。归肝、大肠经。具有清肝明目、润肠通便的功效。主治肝火或肝阳头痛眩晕、内热肠燥便秘等。

两药相合，散风热、清头目、止头晕。

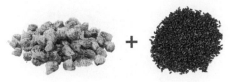

对症调养方

银杏芍药茶

原料：菊花6克，决明子6克，银杏6克，山楂片6克，杭白芍6克。

做法：上药为1日量，沸水轻煎后，去渣。

用法：代茶饮用。

槐花菊花饮

原料：菊花10克，槐花15克，决明子6克，蜂蜜20克。

做法：将槐花、菊花、决明子洗净后入锅，加水适量，煎煮20分钟，去渣取汁，兑入蜂蜜，搅匀即成。

用法：上、下午分服。

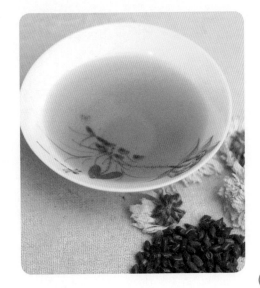

神经衰弱

神经衰弱是一种常见的疾病，多发于生活工作压力较大的人群。在临床上主要表现为患者精神上不能自主地悸动不安，平时易于出现心悸、胸口疼痛、体虚气短等症状，睡眠质量严重下降，多梦易醒，伴有盗汗、遗精等症状，对生活中事物的热情大幅下降，食欲不振，面容憔悴。随着病程持续，思考能力下降，记忆力、智力减退，精神萎靡，且人体免疫力也会明显下降，容易并发各种其他疾病。中医认为神经衰弱的发病与强烈的情绪波动、饮食不规律、重病后调养不足或先天性的体质缺陷有关。一般认为其属于"怔忡""不寐"的范畴，可分为2个类型：肝郁化火型和脾肾两虚型。

肝郁化火型

主症：失眠健忘，烦躁易怒，不想吃饭，口渴多饮，目赤口苦，舌质红，舌苔黄，小便赤黄，大便秘结，脉弦而数等。

搭配有理

天麻+桑葚

平肝息风，滋阴潜阳。

天麻： 味甘，性平。归肝经。息风止痉，平抑肝阳，祛风通络。主治肝阳上亢之头痛眩晕，风中经络之肢麻痉挛，风湿痹痛等。

桑葚： 味甘、酸，性寒。归心、肝、肾经。滋阴补血，生津润燥。主治肝肾阴亏之头晕耳鸣、目暗昏花、失眠、须发早白、遗精，以及津伤口渴、内热消渴及肠燥便秘等。

两药相合，息肝风、滋肝肾、清虚火。

对症调养方

天麻钩藤桑葚饮

原料：天麻6克，钩藤6克，桑葚10克，三七粉1克。

做法：前3味轻煎。

用法：1日量，代茶冲服三七粉，分次饮用。

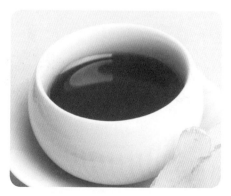

中药配对 能消百病（全面升级版）

脾肾两虚型

主症：睡眠不实，精神疲乏，头昏，气短体虚，记忆力减退，活力减退，男性出现阳痿早泄，舌质淡红，脉弦细弱等。

搭配有理

龙眼肉+芡实

补益脾肾，养血宁心安神。

龙眼肉： 味甘，性温。归心、脾经。补益心脾，养血宁心安神。主治病后体虚，血虚萎黄，气血不足，神经衰弱，心悸怔忡，健忘失眠等症。

芡实： 味甘、涩，性平。归脾、肾经。补脾止泻，益肾固精，除湿止带。治疗脾虚久泻、肾虚遗精、白带过多等。

两药相合，补脾肾、宁心神。

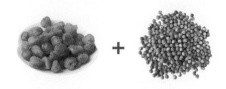

对症调养方

龙眼枣仁芡实粥

原料：龙眼肉15克，芡实9克，糯米100克，酸枣仁5克。

做法：煮粥食用。

用法：1日剂量，分2次早晚服。

龙眼芡实饮

原料：龙眼肉15克，莲子10克，芡实15克。

做法：加水共煮。

用法：1日剂量，分早晚各服1次。

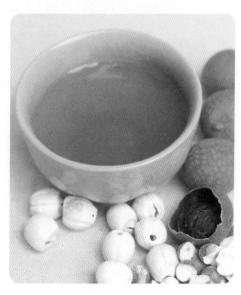

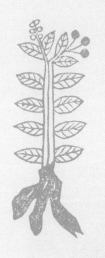

四气寒热与温凉

寒凉属阴温热阳

温热补火助阳气

温里散寒功效彰

寒凉清热并泻火

解毒助阴又抑阳

寒者热之热者寒

治疗大法此为纲

五味辛甘苦咸酸

治疗作用不同焉

辛行气血主发散

甘和补中急能缓

苦燥降泄能坚阴

咸能润下且软坚

酸能固涩又收敛

淡渗利水要记全

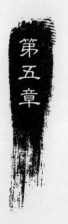

第五章

头面部疾病
中药配伍

——头面清爽，一身轻松

耳鸣耳聋

耳鸣是以患者自觉耳内鸣响为主要表现的疾病，耳聋是以听力下降甚至丧失为主症的疾病，二者常合并出现，而且病因病机相似，所以治疗上辨证施治方法相似。由于肾开窍于耳，中医认为慢性病者多与肾虚有关，急性者与外感风热、痰火、瘀血相关。

外感风热型

主症：耳鸣耳聋突然发作，伴有发热恶风，头胀痛，苔薄黄，脉浮数。

搭配有理

金银花+薄荷

疏风清热。

金银花： 味甘，性寒。归肺、心、胃经。清热解毒，疏散风热。用于外感风热初起。

薄荷： 味辛，性凉。归肺、肝经。疏风散热，清利头目，利咽喉，透疹，疏肝行气。用于风热表证，头痛眩晕，目赤肿痛，咽痛声哑，鼻渊，牙痛，麻疹不透，瘾疹瘙痒，肝郁胁痛脘胀，瘰疬结核。

两药合用，清热解毒、疏散风热。

对症调养方

金银花薄荷茶

原料：金银花9克，薄荷6克，冰糖适量。

做法：将金银花、薄荷分别洗净，浸泡30分钟，同置锅中，加水适量煎煮，最后加冰糖煮至溶化即可。

用法：日煎1剂，分多次服用。

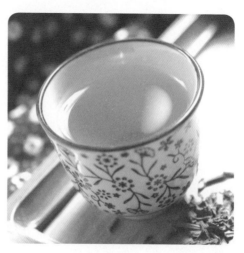

中药配对 能消百病（全面升级版）

肝肾亏虚型

主症：耳鸣耳聋，症状缠绵，伴有眩晕、腰膝酸软，口干颧红，手足心热，舌红，脉细弱或者尺脉虚大。

搭配有理

熟地黄+山茱萸

补益肝肾，填精益髓。

熟地黄：味甘，性微温。归肝、肾经。滋阴补血，益精填髓。用于肝肾精血亏虚引起的耳鸣耳聋、眩晕、腰膝酸软。

山茱萸：味酸、涩，性微温。归肝、肾经。补益肝肾，收敛固涩。用于肝肾亏虚引起的腰酸耳鸣、头晕目眩、腰膝酸软。

两药合用，益肝肾、填精髓。

对症调养方

熟地山茱萸骨头汤

原料：熟地黄9克，山茱萸9克，大骨头250克，盐、香油各适量。

做法：熟地黄、山茱萸洗净浸泡20分钟，大骨头焯水捞出。大骨头、熟地黄、山茱萸加水适量煮，大骨头熟后调入适量盐、少许香油。

用法：吃肉喝汤，随餐而食。

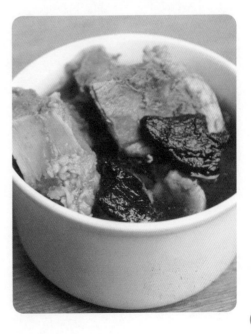

牙龈肿痛、出血

牙龈是覆盖牙槽并填充牙颈间的口腔黏膜。牙龈肿痛、出血是常见的口腔症状。中医认为本病多与胃肠和肾相关。

胃火上炎型

主症：牙龈红肿热痛，伴有出血，血色鲜红，头痛，或伴有口臭，舌质红，苔黄，脉洪数。

搭配有理

生地黄+牡丹皮

清热凉血止血。

生地黄：味甘、苦，性寒。归心、肝、肾经。清热凉血，养阴生津。用于热入营血，牙龈肿痛、出血、阴虚发热等。

牡丹皮：味苦、辛，性微寒。归心、肝、肾经。清热凉血，活血化瘀，退虚热。用于热入营血，温毒发斑，吐血衄血，夜热早凉，无汗骨蒸，经闭痛经，跌扑伤痛，痈肿疮毒。

两药合用，清热凉血、养阴生津。

对症调养方

生地丹皮蒸鸭

原料：鸭子1只，生地黄15克，牡丹皮9克，植物油、葱段、酱油、白糖、姜片、料酒、盐各适量。

做法：将鸭子处理干净后沥干，抹上酱油，下油锅炸至金黄色捞出；生地黄、牡丹皮洗净待用。将白糖、料酒、盐混匀后涂在鸭腹壁内，生地黄、牡丹皮填入鸭腹中。葱段、姜片入油锅煸香后塞入鸭腹中，上笼蒸至鸭酥时端出，取出鸭腹中的原料，将鸭切块装盘，浇上原汁就可以服食用。

用法：随餐随量而食。孕妇禁服。

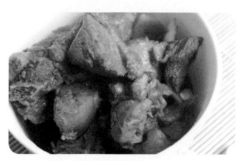

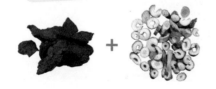

口臭

口臭，一般指口腔异味，是指从口腔或其他充满空气的空腔中如鼻、鼻窦、咽所散发出的特殊气味，中医认为多与胃部积热有关。

胃部积热型

主症：口气臭恶，伴有牙周红肿疼痛，甚者牵引头颈，面颊发热；或牙龈红肿溃烂，口腔、唇、舌黏膜溃疡，伴唇舌干燥，舌红苔黄，脉弦或弦数。

搭配有理

生地黄+牡丹皮

清热凉血，养阴生津。

生地黄： 味甘、苦，性寒。归心、肝、肾经。清热凉血，养阴生津。用于牙龈肿痛、胃热上引、阴虚发热、牙齿出血等。

牡丹皮： 味苦、辛，性微寒。归心、肝、肾经。清热凉血，活血化瘀，退虚热。用于热入营血，温毒发斑，吐血衄血，夜热早凉，无汗骨蒸，经闭痛经，跌扑伤痛，痈肿疮毒。

两药合用，起到清胃热、养阴生津的功效。

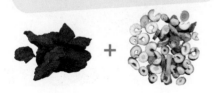

对症调养方

生地丹皮苦丁茶

原料：生地黄6克，牡丹皮6克，苦丁茶适量。

做法：将生地黄、牡丹皮放入水中浸泡，煎煮20~30分钟，加入适量苦丁茶浸泡。

用法：分多次适量饮用。孕妇禁服。

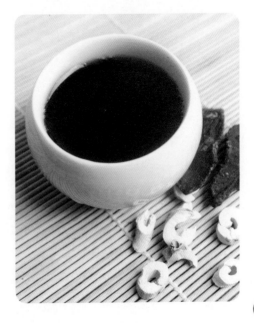

口疮（口腔溃疡）

口腔溃疡，俗称"口疮"，是口腔黏膜发生局限性溃疡的一种口腔疾病。常与精神紧张、饮食偏嗜、疲劳、不注意口腔卫生等因素有关。中医认为心主舌，脾主唇，口疮的病因多与心脾积热有关，治疗以清热泻火为主。

心脾积热型

主症：口唇、齿龈或舌上溃疡或疱疹、疼痛，伴有大便干结，或发热面赤，舌红苔黄，脉数。

搭配有理

野蔷薇根+黄连

清心泻火。

野蔷薇根：味苦、涩，性凉。归脾、胃、肾经。清热解毒，祛风除湿。主治疮痈肿痛、烫伤、口疮、痔血、鼻衄等。

黄连：味苦，性寒。归心、脾、胃、肝、胆、大肠经。清热燥湿，泻火解毒。用于胃肠湿热所致的呕吐、泻痢，温热病，血热吐衄，热毒疮疡等。

两药合用，清热解毒、清心泻火。

对症调养方

野蔷薇根黄连漱口茶

原料：野蔷薇根15克，黄连3克，冰糖适量。

做法：将野蔷薇根、黄连洗净放入500毫升水中，浸泡半小时，再加水100毫升，煎煮后，取汁加入适量冰糖煎煮20~30分钟。

用法：煎汤漱口，一日多次。

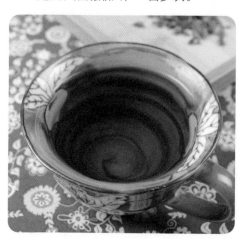

目赤肿痛

目赤肿痛是眼科疾病中的一个急性症状。现代医学认为其与细菌、病毒感染有关，或者由过敏引起。中医认为本病与感受风热时邪或者肝火上炎有关。

外感风热型

主症：起病较急，目赤肿痛，怕亮光，流泪，痒痛皆作，可伴有鼻塞、流黄涕，苔薄黄，脉浮数。

搭配有理

菊花+薄荷

疏风清热明目。

菊花： 味甘、苦，性微寒。归肺、肝经。平肝明目，疏散风热，清热解毒。用于目赤肿痛、风热感冒、发热头痛、疔疮肿毒。

薄荷： 味辛，性凉。归肺、肝经。疏风散热，清利头目，利咽，透疹，解郁。用于风热表证、头痛眩晕、目赤肿痛、咽痛声哑、鼻渊、牙痛、麻疹不透、肝郁胁痛脘胀、瘰疬结核。

两药合用，可起到疏风清热、清肝明目的功效。

对症调养方

菊花薄荷茶

原料：菊花10克，薄荷5克，冰糖适量。

做法：将菊花、薄荷加入开水中浸泡，再加入冰糖，溶化即可。

用法：每日1剂，代茶饮。

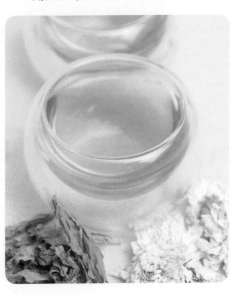

夜盲症

　　人在傍晚或光线昏暗的地方看不清东西，叫做夜盲症，严重地影响着患者的生活质量。多与饮食偏嗜、先天不足、后天失养有关。中医认为，肝开窍于目，肝藏血，眼睛需肝血的濡养得以视万物。所以夜盲症多责之肝血亏虚。

肝血亏虚型

　　主症：夜盲，视物模糊，两眼干涩，眩晕耳鸣，面白欠光泽，爪甲无光泽，或见肢体麻木，或者妇女月经量少色淡，甚至闭经、夜寐多梦，舌淡，脉细。

搭配有理

熟地黄+枸杞子

补肝肾，益精血，明目。

熟地黄：味甘，性微温。归肝、肾经。补血滋阴，益精填髓。用于血虚萎黄、眩晕、心悸失眠、月经不调，以及肝肾精血亏虚之腰膝酸软、视物模糊、眩晕耳鸣等。

枸杞子：味甘，性平。归肝、肾经。滋补肝肾，益精明目。用于肝肾不足引起的视力减退、视物模糊，以及腰酸、头目眩晕、消渴等。

两药合用，补益肝肾、滋阴益精、补血明目。

对症调养方

熟地枸杞猪肝汤

　　原料：熟地黄9克，枸杞子9克，猪肝1个，食用油、葱花、生姜、盐、料酒、香油各适量。

　　做法：原料处理干净，猪肝切片，加盐、料酒腌20分钟；葱花、生姜加油爆炒，加入猪肝炒七八成熟后，加入适量清水，加入熟地黄、枸杞子，大火煮沸，改小火煮20~30分钟，加入香油、少许盐调味即可。

　　用法：佐餐随量食用。

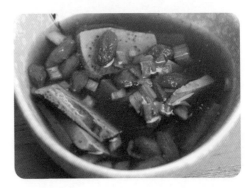

熟地枸杞饮

　　原料：熟地黄10克，枸杞子10克，冰糖适量。

　　做法：熟地黄放入砂锅，加适量清水，大火烧开后转小火，煎至水减少到1/3左右，滤渣取汁；药液趁热放入枸杞子，装在保温杯中，加适量冰糖调味。

　　服法：每日1剂，分早晚服用。

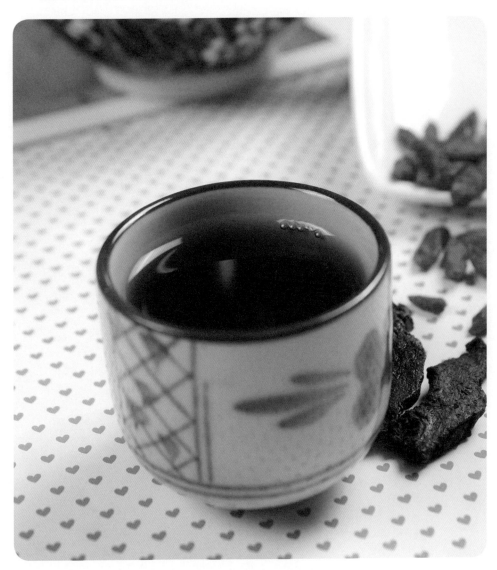

眼睑痉挛

眼睑痉挛是一种不明原因的、不自主的面神经支配区肌肉的痉挛和抽搐,既影响美观,又给患者精神和身体带来极大的痛苦。中医学认为本病多由肝风内动或血虚生风,上犯清空,扰乱面部经脉,气血流行失常所致。

气血亏虚型

主症:眼睑痉挛,体倦乏力,面色淡白无光泽,易外感风寒,舌淡红,苔薄白,脉细弱无力。

搭配有理

黄芪+当归

益气生血。

黄芪: 味甘,性微温。归肺、脾经。具有补气固表、利水消肿、托毒排脓、敛疮生肌等功效。用于气虚乏力、食少便溏、中气下陷、久泻脱肛、血虚萎黄、内热消渴等症。

当归: 味甘、辛,性温。归肝、心、脾经。具有补血、活血、调经止痛、润肠通便等功效。用于心肝血虚、血虚兼有瘀滞的月经不调、风湿痹痛、痈疽疮疡、血虚之肠燥便秘。两药合用,健脾益气、养血止痉。

对症调养方

归芪鸡汤

原料:鸡腿1只,黄芪、当归各10克,龙眼肉10克,大枣3~5枚,生姜3片,盐各适量。

做法:鸡腿洗净切块,与生姜入锅中煮沸去沫,加入黄芪、当归,炖至鸡腿八分熟后放入龙眼肉、大枣煮5~10分钟,加盐调味即可。

用法:随餐食用。

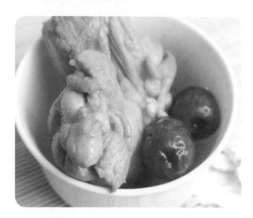

视疲劳

视疲劳是由于眼睛本身因素或者全身原因、环境因素引起的一组综合征，是眼科常见的一种疾病，患者常常表现为不能近距离持久用眼、眼及眼眶周围疼痛、视物模糊、眼睛干涩、流泪等症状。肝开窍于目，肝的经脉上连于目，眼睛的视觉有赖于肝血的滋养，中医认为肝肾同源，所以多通过补益肝肾治疗视疲劳。

肝肾阴虚型

主症：视疲劳，眼睛干涩，视物模糊，流泪，伴有头晕失眠、腰膝酸软，舌红少津，脉细。

搭配有理

熟地黄+枸杞子+菊花

补肝肾，明目。

熟地黄：味甘，性微温。归肝、肾经。补血滋阴，益精填髓。用于血虚萎黄、眩晕、心悸失眠、月经不调，以及肝肾精血亏虚之腰膝酸软、视物模糊、眩晕耳鸣等。

枸杞子：味甘，性平。归肝、肾经。滋补肝肾，益精明目。用于肝肾不足引起的视力减退、视物模糊，以及腰酸、头目眩晕、消渴等。

菊花：味甘、苦，性微寒。归肺、肝经。平肝明目，疏散风热，清热解毒。用于目赤肿痛、风热感冒、眩晕惊风、疔疮肿毒等。

三药合用，补益肝肾、清热养阴、明目。

对症调养方

熟地枸杞菊花黑米粥

原料：黑米100克，熟地黄9克，枸杞子9克，菊花6克，大枣5~10个。

做法：原料处理干净，将熟地黄和菊花加水适量，大火水开后煎煮20分钟，取汁，再加水适量，加入黑米、枸杞子、大枣，用急火煮沸后，改用文火熬至黑米烂熟，即可取粥食用。

用法：随餐服用。

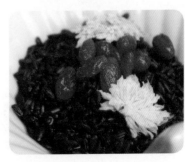

痤疮

　　痤疮，是毛囊皮脂腺的一种慢性炎症性皮肤病。好发于面部，以粉刺、丘疹、脓疱、结节等多形性皮损为特点。多发于青少年，俗称青春痘。中医学认为，痤疮多与饮食不节，过食辛辣及肥甘厚味，复感外邪，使毛囊闭塞，内热不得透达，致使血热蕴蒸于面部，或肺经蕴热，外感风邪，或脾胃湿热，内蕴上蒸于面部而形成。

肺经蕴热型

　　主症：粉刺初起，红肿疼痛，面部瘙痒，可有口干、小便黄、大便干燥，舌红，苔黄，脉象浮数。

搭配有理

枇杷叶+黄芩

清热润肺。

枇杷叶： 味苦，性微寒。归肺、胃经。具有清肺化痰止咳、降逆止呕之功。用于肺热咳嗽和胃热呕吐、呃逆。

黄芩： 味苦，性寒。归肺、胆、脾、小肠、大肠经。清热燥湿，泻火解毒，凉血止血，清热安胎。用于肺热咳嗽、湿温暑湿、黄疸、泻痢、痈肿疮疡、胎动不安。

两药合用，起到清理肺经之热的功效。

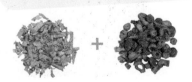

对症调养方

黄芩枇杷茶

　　原料：黄芩6克，枇杷叶6克，冰糖适量。

　　做法：将黄芩、枇杷叶洗净，加入300毫升水，煮沸后，文火煎煮半小时，取出汤汁，加入适量冰糖。

　　用法：每日1剂，分多次服用。

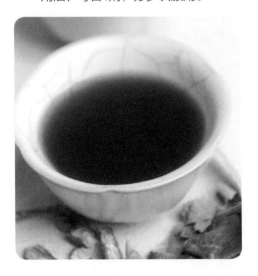

脾胃湿热型

主症：痤疮反复发作，或有脓液，或颜面出油光亮，伴口臭口苦、大便黏滞不爽，舌红，苔黄腻，脉弦数。

搭配有理

黄芩+薏苡仁+陈皮

健脾清热利湿。

黄芩： 味苦，性寒。归肺、胆、脾、小肠、大肠经。清热燥湿，泻火解毒，凉血止血，清热安胎。用于痈肿疮疡、湿温暑湿、黄疸、泻痢、肺热咳嗽、胎动不安。

薏苡仁： 味甘、淡，性凉。利水渗湿，健脾止泻，清热排脓，除痹。用于脾虚泄泻、湿痹及其脓疡之症等。

陈皮： 味辛、苦，性温。归脾、肺经。健脾理气，燥湿化痰。用于脾胃气滞证和痰湿咳嗽。

三药合用，共奏清热、健脾、利湿排脓之效。

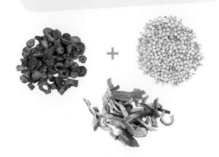

对症调养方

黄芩陈皮薏仁粥

原料：薏苡仁30克，黄芩6克，陈皮6克，冰糖适量。

做法：原料洗净，将薏苡仁浸泡，后加入黄芩、陈皮，加水煮粥，粥熟后加入冰糖即可。

用法：随餐服用。

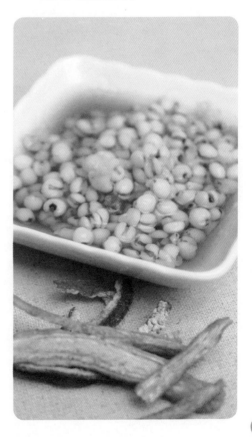

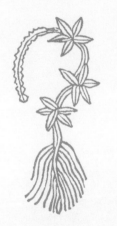

四气寒热与温凉
寒凉属阴温热阳
温热补火助阳气
寒凉清热并泻火
解毒助阴又抑阳
寒者热之热者寒
治疗大法此为纲
五味辛甘苦咸酸
治疗作用不同焉
辛行气血主发散
甘和补中急能缓
苦燥降泄能坚阴
咸能润下且软坚
酸能固涩又收敛
淡渗利水要记全

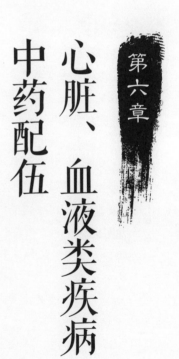

第六章

心脏、血液类疾病中药配伍

——帮你解决烦『心』事

心悸

心悸是自觉心慌、心跳不适，不能自主的一种症状。多由于脏腑气血阴阳亏虚致心神失养所致。

心脾两虚型

主症：心悸气短，头晕目眩，少寐多梦，健忘，面色欠光泽，神疲乏力，食欲欠佳，腹胀便稀，舌淡红，脉细弱。

搭配有理

党参+龙眼肉

补心健脾，养心止悸。

党参：味甘，性平。归脾、肺经。具有补脾肺气、补血、生津的功效。本品既能补气，又能补血，常用于气虚不能生血，或血虚无以化气，而见头晕乏力、心悸失眠等症的气血两虚证。

龙眼肉：味甘，性温。归心、脾经。具有补心脾、益气血、安神的功效。用于思虑过度，劳伤心脾而致的惊悸怔忡、失眠健忘等症。

两药配伍，具有补益心脾、养心止悸的功效。

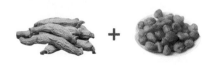

对症调养方

党参龙眼汤

原料：党参10克，龙眼肉15克，冰糖适量。

做法：将党参、龙眼肉分别洗净，同置锅中，加水适量煲汤，最后加冰糖煮至溶化即成。

用法：日煎1剂，分早晚温服。

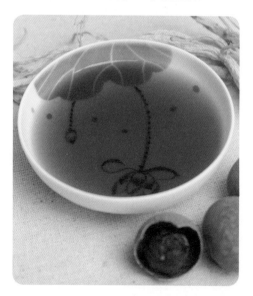

阴虚火旺型

主症：心悸易惊，心烦失眠，五心烦热，口干，盗汗，思虑劳心则症状加重，伴有耳鸣、腰酸、头晕目眩，舌红少津，苔薄黄少苔，脉细数。

搭配有理

百合+莲子心

清热养阴，安神止悸。

百合：味甘，性寒。归肺、心经。清热安神，养阴润肺止咳。用于虚烦惊悸、热病余热未清、失眠多梦，以及肺阴虚的燥热咳嗽及久咳。

莲子心：味苦，性寒。清热安神，交通心肾，涩精止血。用于心肾不交、失眠遗精、血热吐血、热入心包等。

两药合用，清热养阴、安神止悸。

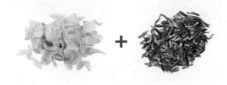

对症调养方

百合莲子粳米粥

原料：百合10克，带心莲子10克，粳米100克，冰糖适量。

做法：粳米洗净，加入百合、莲子，加水煮粥，粥熟后加入适量冰糖即可。

用法：随餐服用。

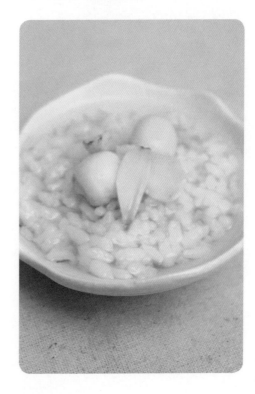

贫血

贫血是由于血液系统疾病或者胃肠吸收不良或者失血引起的一种疾病，临床上常见疲倦乏力、面色苍白等表现，属于中医"虚劳"的范畴，多与心脾虚弱有关。

主症：贫血，体倦乏力，面白无光泽，易外感风寒，舌淡红，苔薄白，脉芤无力。

搭配有理

黄芪+当归

益气生血。

黄芪： 味甘，性温。归肺、脾经。具有补气固表、利尿托毒、排脓、敛疮生肌等功效。用于气虚乏力、食少便溏、中气下陷、久泻脱肛、血虚萎黄、内热消渴等症。

当归： 味甘、辛，性温。归肝、心、脾经。具有补血、活血、调经止痛、润肠通便等功效。用于心肝血虚、血虚兼有瘀滞的月经不调、风湿痹痛、痈疽疮疡、血虚的肠燥便秘。两药合用，起到健脾益气、补血养血的功效。

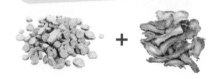

对症调养方

归芪排骨汤

原料：排骨250克，黄芪、当归各10克，大枣5颗，枸杞子5克，生姜3片，盐、香油各适量。

做法：排骨洗净切块，入铁锅中煮沸去沫，加入黄芪、当归、大枣、枸杞子，排骨炖至八分熟后放入生姜煮5~10分钟，加盐、香油调味即可。

用法：随餐食用。

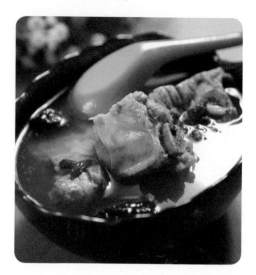

当归黄芪鸡汤

　　原料：鸡半只（约500克），当归、黄芪各10克，葱、姜、料酒、生抽、盐、食用油各适量。

　　做法：砂锅内加适量清水，放入当归、黄芪，大火烧开后转小火煎20分钟，滤渣取汁。鸡处理干净后切块，入开水焯烫30秒，捞出后沥干；葱切段、姜切片备用。锅内加少许油烧热，放入葱、姜爆香，放入鸡块、生抽，翻炒均匀；加料酒、药液、适量水，大火烧开后转小火熬半小时，出锅前加盐调味即可。

　　用法：每周2次，随餐吃肉喝汤。

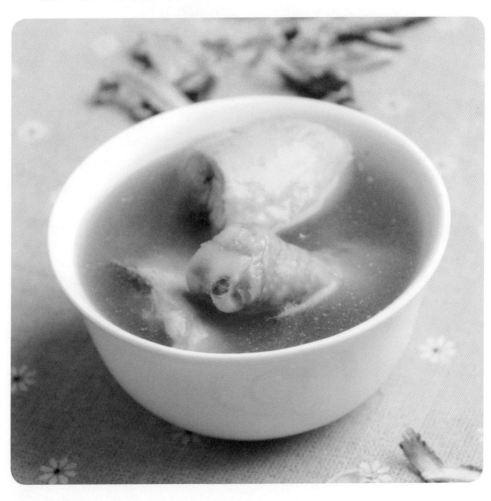

胸闷

胸闷是一种自觉症状，可由许多疾病引起，但多以内科疾病为主。最常见的是心脏神经官能症和心血管疾病。保持良好的心态，有利于该病的治疗和预防。

肝气郁结型

主症：胸闷不适，时有胀痛，喜叹气，情绪变动时容易发作，舌淡红，苔薄白，脉细弦。

搭配有理

玫瑰花+佛手

疏肝解郁，宽胸理气。

玫瑰花：味甘、微苦，性温。归肝、脾经。行气解郁，活血止痛。用于肝郁气滞引起的胸闷不适、脘腹胀痛、月经不调。

佛手：味辛、苦、酸，性温。归肝、胃、脾、肺经。疏肝解郁，理气和中，燥湿化痰。用于肝郁引起的胸胁胀痛、肝胃气痛，以及脾胃气滞。

两药合用，疏肝解郁、宽胸理气。

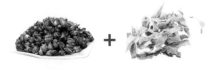

对症调养方

玫瑰花佛手茶

原料：玫瑰花6克，佛手9克，冰糖适量。

做法：将玫瑰花、佛手洗净浸泡，煎煮30分钟，取汁去渣，加入适量冰糖服用。

用法：每日1剂，代茶饮。

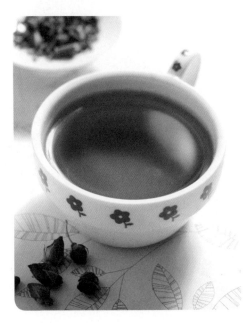

痰浊中阻型

主症：胸闷不适，或伴有胸痛，痰多气短，肢体沉重，伴有肢倦乏力、食欲差、大便溏稀，舌胖大，苔白腻，脉滑。

搭配有理

瓜蒌+薤白+陈皮

健脾化痰，宽胸理气。

瓜蒌：味甘、微苦，性寒。归肺、胃、大肠经。清热化痰，宽胸散结，润肠通便。用于胸痹、结胸、痰热咳喘、肠燥便秘。

薤白：味辛、苦，性温。归心、肺、胃、大肠经。通阳散结，行气导滞。用于胸痹心痛、脘腹痞满。

陈皮：味辛、苦，性温。归脾、肺经。健脾燥湿，理气化痰。用于脾胃气滞证和痰湿咳嗽。

三药合用，起到健脾燥湿、化痰理气、宽胸止痹的功效。

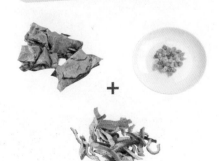

对症调养方

瓜蒌薤白陈皮粥

原料：全瓜蒌15克，薤白9克，陈皮9克，粳米60克，冰糖适量。

做法：将全瓜蒌、薤白、陈皮水煎好后，去渣取汁，加入粳米煮成粥，加入适量冰糖溶化即可。

用法：随餐服用。孕妇慎用。

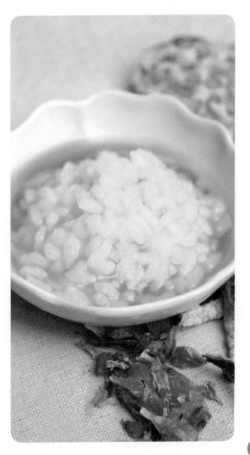

胸痛

胸痛是一种以胸部疼痛为主要表现的让人紧张、恐惧的症状，可由多种疾病引起，以心脏、肺、食管疾病多见。正确的诊断和鉴别有利于疾病的治疗，病情较急或较重者应及时到医院就诊。

心血瘀阻型

主症：胸痛，呈刺痛，犹如针扎，痛有定处，入夜严重，日久不愈，可伴有胸闷，舌质紫暗、有瘀斑，苔薄，脉涩。

搭配有理

人参+三七

活血化瘀，通络止痛。

人参： 味甘、微苦，性微温。大补元气，补脾益肺，生津安神。用于气虚欲脱、脉微欲绝的重危证候，肺气虚弱的短气喘促，脾气不足的倦怠乏力，热病伤津，气虚亏虚的心悸、失眠。

三七： 味甘、微苦，性温。归肝、胃经。化瘀止血，活血止痛。用于有瘀血的内外出血证及瘀滞疼痛。

两药合用，起到健脾益气、活血化瘀的功效。

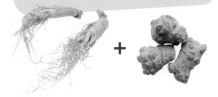

对症调养方

人参三七乌鸡汤

原料：人参8克，三七3克，乌鸡1只，生姜3片，盐、胡椒粉、香油各适量。

做法：原料处理干净，将人参、三七用水浸泡，加入乌鸡、生姜、适量的水，煮至乌鸡熟透，加入盐、胡椒粉、香油即可。

用法：随餐食用，孕妇忌用。

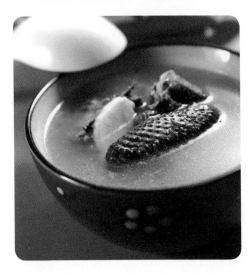

心动过速或心律不齐

心动过速或心律不齐，临床表现为心悸不适，可突发突止，或缓发缓止，症状反复发作，需至医院查明原因对因治疗。阴阳失调或阴阳两虚之体质者，易出现心动过速或心律不齐，对人体的健康造成不利影响。阴阳两虚是指人体既有阴虚又有阳虚，其主要表现为：既怕冷又怕热，冬天特别怕冷，夏天又特别怕热，食疗进补时宜采用养阴温阳等方法。

主症：心悸不适，伴有气短，神疲乏力，心烦失眠，手足发热，心胸烦热，自汗盗汗，胸闷，面色欠光泽，舌淡红少津，苔少，脉细数或者结代。

搭配有理

生地黄+人参+肉桂

阴阳双补，益气复脉。

生地黄：味甘，性寒，归心、肝、肾经。养阴生津，清热凉血。适用于五脏内伤不足，阴虚内热，血热妄行，热入营血之证。

人参：味甘、微苦，性微温。大补元气，补脾益肺，生津安神。用于气虚欲脱、脉微欲绝的重危证候，肺气虚弱的短气喘促，脾气不足的倦怠乏力，热病伤津、气虚亏虚的心悸、失眠。

肉桂：味辛、甘，性大热。归脾、肾、心、肝经。补火助阳，散寒止痛，温通经脉。用于肾阳衰弱的心悸喘促、虚喘、脘腹寒痛、腰痛寒痹。三药合用，阴阳双补、益气复脉。

对症调养方

参地鸡肉汤

原料：人参8克，生地黄9克，鸡肉250克，肉桂1.5克，生姜3片，大枣3~5枚，枸杞子5克，盐、香油各适量。

做法：原料处理干净，鸡肉过开水去沫，加入人参、生地黄、肉桂、生姜、大枣、枸杞子、适量水煮熟，加入盐、香油调味后服用。

用法：随餐食肉喝汤。

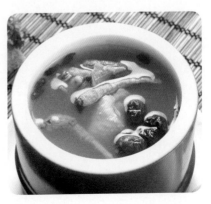

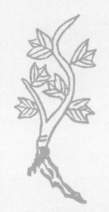

四气寒热与温凉
寒凉属阴温热阳
温热补火助阳气
温里散寒功效彰
寒凉清热并泻火
解毒助阴又抑阳
寒者热之热者寒
治疗大法此为纲
五味辛甘苦咸酸
治疗作用不同焉
辛行气血主发散
甘和补中急能缓
苦燥降泄能坚阴
咸能润下且软坚
酸能固涩又收敛
淡渗利水要记全

第七章

肝胆类疾病
中药配伍

——清肝利胆，一身轻松

黄疸

黄疸是以目黄、身黄、尿黄为主要临床表现的一种病证。其中目睛黄染为本病重要特征。现代医学认为黄疸是由于血清中胆红素增高，继而出现皮肤、黏膜及其他组织发黄的一种症状和体征。可在病毒性肝炎、肝硬化、肝癌等疾病过程中出现。中医学认为黄疸的病因以湿热疫毒为主，其中以阳黄之湿热壅盛和阴黄之肝郁脾虚兼血瘀型最为常见。

湿热壅盛型

主症：目黄身黄，色泽鲜明，或见发热，口渴，心中懊憹，身倦无力，食欲不佳，厌恶油腻，恶心呕吐，小便深黄或短赤，大便秘结，舌苔黄腻，脉滑数。

搭配有理

赤小豆+茵陈

清热解毒，利湿退黄。

茵陈： 味苦、辛，性微寒。归肝、胆、脾、胃经。具有清热利湿退黄的功效，为治疗湿热黄疸的要药。

赤小豆： 味甘、酸，性平。归心、小肠经。有利水除湿、消肿解毒等功效，主治湿热证之水肿、黄疸、泻痢、痈肿等症。

两药合用，利水、除湿、退黄。

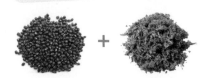

对症调养方

赤小豆茵陈茶

原料：赤小豆30克，茵陈9克，冰糖适量。

做法：将赤小豆、茵陈分别洗净，同置于锅中，加水适量煲汤，最后加冰糖煮至溶化。

用法：日煎1剂，分早晚温服。

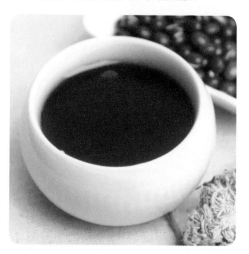

肝郁脾虚兼血瘀型

主症：身目发黄而晦暗，面色萎黄或黧黑，腹满食少，胁下有硬块胀痛，舌质紫或有瘀斑，脉弦涩或细涩。

搭配有理

茵陈+丹参

清热利湿，活血化瘀。

茵陈：味苦、辛，性微寒，归肝、胆、脾、胃经，具有清热利湿退黄的功效，治疗湿热黄疸的要药。

丹参：味苦，性微寒，归心、肝经，具有活血、凉血、祛瘀的作用，治疗气血瘀滞证之脘腹胁痛、癥瘕积聚。

两药合用，清热利湿、活血化瘀。

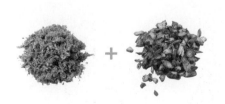

对症调养方

茵陈丹参煎

原料：茵陈10克，丹参10克，大枣3枚，红糖适量。

做法：将前3味药加水浸泡20分钟后，加水总量为800毫升，煎煮约半小时，出汁约400毫升，加入红糖即可。

用法：首次服200毫升，第2~3次各服100毫升，间隔4小时。孕妇禁用。

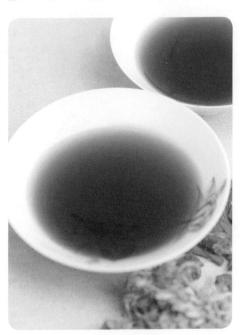

胆结石

胆结石是指胆道系统的任何部位发生结石的疾病，其中大多数为胆囊结石。患者主要表现为胁肋疼痛、腹胀腹痛、嗳气、恶心、口苦、纳呆等症状。现代医学认为胆结石是由胆道运动功能失调和胆汁成分异常的共同作用所致。中医学并无胆结石之说，但根据其症状可归属于中医"胁痛""黄疸""腹痛""胆胀"等范畴，可由肝胆湿热、肝郁气滞引起。

肝胆湿热型

主症：胁下及胃脘部胀满疼痛，口苦，恶心呕吐，小便黄赤，口渴不多饮，苔黄腻，脉弦数。

搭配有理

金钱草+蒲公英

清热利湿，利胆消石。

金钱草：味甘、咸，性微寒。归肝、胆、肾、膀胱经。具有利湿退黄、利尿通淋功效，治疗湿热证、石淋、热淋。

蒲公英：味苦、甘，性寒。归肝、胃经。具有清热解毒、消肿散结、利尿通淋的功效，治疗湿热证之疔疮肿毒、乳痈、瘰疬、目赤、咽痛、湿热黄疸等。

两药合用，清热利湿、利胆消石。

对症调养方

金钱公英汤

原料：鲜蒲公英40克（或干品10克），鲜金钱草40克（或干品10克），冰糖适量。

做法：将蒲公英、金钱草同置于锅中，加水沸腾后，加入冰糖适量，去渣取汁。

服法：每日1剂，代茶饮。

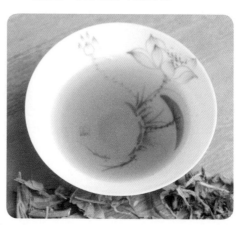

肝郁气滞型

主症：右胁下胀痛，甚至及右背痛，每因情绪波动而加重，脘腹胀满不舒，善太息，不欲饮食，心烦口干或苦，脉弦，舌苔白。

搭配有理

鸡内金+郁金

疏肝健脾，理气止痛。

鸡内金：味甘，性平。归脾、胃、小肠、膀胱经。健胃消食，通淋化石。可用于脾胃不和之食积不消、胆胀胁痛。

郁金：味辛、苦，性寒。归肝、心、肺经。活血止痛，行气解郁，利胆退黄。用于肝气郁滞之胸胁胀痛、黄疸尿赤。

两药合用，疏肝健脾、理气排石。

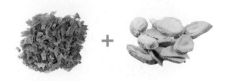

对症调养方

二金粥

原料：鸡内金 10克，郁金10克，粳米100克，白糖适量。

做法：将鸡内金洗净沥干、炒黄研细。郁金加水煎煮取汁。淘净粳米，加水800毫升，文火煮开后加入鸡内金、郁金汁、白糖煮沸成粥。

用法：日1剂，早、晚温服。

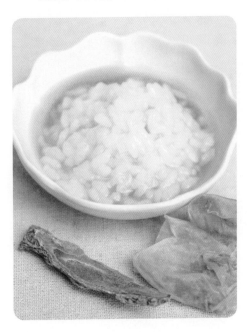

脂肪肝

脂肪肝是指由于各种原因引起的肝细胞内脂肪堆积过多的病变，以肝实质细胞脂肪变性和脂肪贮积为特征的临床病理改变。祖国医学中并无脂肪肝之病名，但根据其临床表现可归于"积聚""胁痛""胀满"等范畴。中医认为脂肪肝可因饮食不节，湿热内蕴，或情志失调，肝郁气滞而产生。病变脏腑主要在于肝、脾、肾，可由肝郁脾虚或痰湿内阻导致。

肝郁脾虚型

主症：胁肋胀痛，心情抑郁不舒，乏力，胃胀不消化，脘腹胀满不舒，便稀溏，舌不红，苔白，脉弦或沉细。

搭配有理

白术+郁金

疏肝理气，健脾益气。

白术：味苦、甘，性温。归脾、胃经。具有健脾益气、燥湿利水之功效，用于脾气亏虚之脾虚食少、腹胀泄泻。

郁金：味辛、苦，性寒。归肝、心、肺经。活血止痛，行气解郁，利胆退黄。用于肝气郁滞之胸胁胀痛、黄疸尿赤。

两药合用，疏肝、健脾、益气。

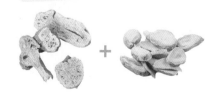

对症调养方

白术枣

原料：炒白术、车前草、郁金各10克，大枣2枚。

做法：将炒白术、车前草、郁金用纱布包好，加水与大枣共煮1小时。

用法：每日1剂，吃枣喝汤。

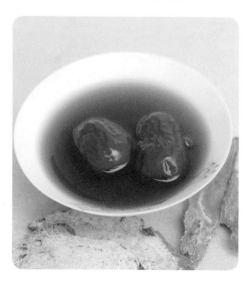

痰湿内阻型

主症：胁肋隐痛，脘腹胀满不舒，胃胀不消化，口黏，困重乏力，头晕恶心，便稀溏不爽，形体肥胖，舌淡红胖大，苔白腻，脉濡缓。

搭配有理

山楂+陈皮

健脾化痰，化浊降脂。

山楂：味酸、甘，性微温。归脾、胃、肝经。消食健脾，行气散瘀，化浊降脂。用于脾虚气滞、瘀血内阻之饮食积滞、胃脘胀满、泻痢腹痛、高脂血症。

陈皮：味苦、辛，性温。归肺、脾经。理气健脾，燥湿化痰。用于脾虚痰阻证之脘腹胀满、食少吐泻、咳嗽痰多。两药合用，健脾化痰、化浊降脂。

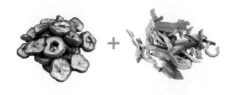

对症调养方

红花山楂陈皮饮

原料：红花6克，山楂12克，陈皮8克。

做法：将上述3味加水煎煮1小时取汁。

用法：日1剂，代茶饮，分2~3次服。孕妇忌服。

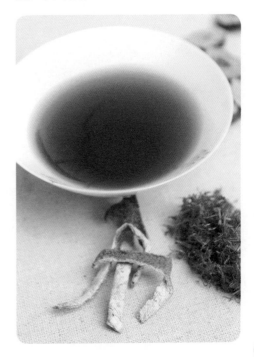

慢性肝炎

慢性肝炎是指由不同病因引起的，病程至少持续超过半年以上的肝脏坏死和炎症。现代医学认为，慢性肝炎多是由急性乙型肝炎、急性丙型肝炎等久治半年以上不愈转化而来。在我国，慢性肝炎大多是由乙型病毒性肝炎发展而来的。中医学将慢性肝炎归于"胁痛""癥积""臌胀"等病的范畴，与肝郁脾虚和肝肾阴虚关系密切。

肝郁脾虚型

主症：体倦乏力、不耐疲劳，身目发黄晦暗，面色青紫而暗滞，甚或腹水，脾大，舌质紫暗，脉弦涩。

搭配有理

柴胡+白芍

疏肝解郁，柔肝止痛。

柴胡：味辛、苦，性微寒。归肝、胆、肺经。疏肝解郁，升举阳气。用于肝郁气滞之胸胁胀痛、月经不调。

白芍：味苦、酸，性微寒。归肝、脾经。柔肝止痛，平抑肝阳。用于血虚证之萎黄、胁痛、腹痛、头痛眩晕。

两药合用，疏肝解郁、柔肝止痛。

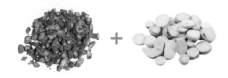

对症调养方

逍遥加味粥

原料：柴胡10克，白芍10克，大枣3枚。

做法：前2味药加水煎，取汁再与粳米煮粥。

用法：每日1剂，于早晚分服。

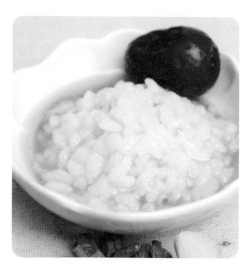

肝肾阴虚型

主症：右胁或两胁胀痛，头晕目胀，耳鸣，口苦而干，失眠多梦，手足心发热，心胸烦热，腰酸腿软，大便干结，小便赤短，舌红，苔少或无苔，脉弦细数。

搭配有理

枸杞子+生地黄

补益肝肾，养阴护肝。

枸杞子： 味甘，性平。归肝、肾经。滋补肝肾，益精明目。用于肝肾不足之虚劳精亏、腰膝酸痛、血虚萎黄、目昏不明。

生地黄： 味甘，性寒。归心、肝、肾经。清热凉血，养阴生津。用于牙龈肿痛、胃热上引、阴虚内热、牙齿出血。

两药合用，补肝肾、养阴护肝。

对症调养方

生地枸杞茶

原料：生地黄10克，枸杞子10克。

做法：将生地黄、枸杞子煎煮后取汁。

用法：每日1剂，连服15～20天。

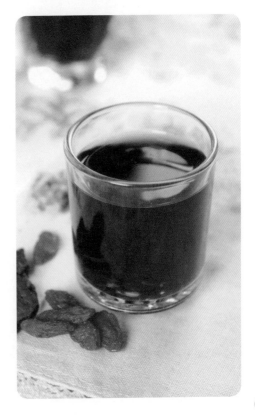

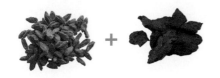

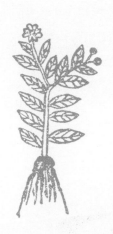

四气寒热与温凉
寒凉属阴温热阳
温热补火助阳气
温里散寒功效彰
寒凉清热并泻火
解毒助阴又抑阳
寒者热之热者寒
治疗大法此为纲
五味辛甘苦咸酸
治疗作用不同焉
辛行气血主发散
甘和补中急能缓
苦燥降泄能坚阴
咸能润下且软坚
酸能固涩又收敛
淡渗利水要记全

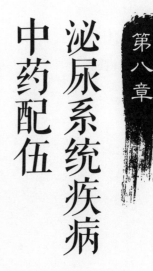

第八章

泌尿系统疾病
中药配伍

——轻松解决你的难言之隐

淋证

　　凡是小便频数短涩、滴沥不尽、小腹拘急、尿道刺痛等则称为淋证，其主要表现为尿频、尿急、尿痛。西医认为淋证可由泌尿系统感染、泌尿系统结石、前列腺炎等引起。中医将淋证分为六种，分别是石淋、膏淋、血淋、热淋、劳淋、气淋。根据淋证不同的证候类型，可分虚实论治。

石淋

　　主症：排尿刺痛，有时尿中夹有沙石或排尿时尿流中断，窘迫难忍，或突然腹部绞痛牵连少腹、放散至会阴，舌淡苔薄白，脉弦数或弦紧。

搭配有理

滑石+瞿麦

清热利湿，通淋排石。

滑石：味甘、淡，性寒。归膀胱、肺、胃经。利尿通淋，清热解暑；外用祛湿敛疮。用于热淋、石淋、尿热涩痛。

瞿麦：味苦，性寒。归心、小肠经。利尿通淋，活血通经。用于热淋、血淋、石淋、小便不通、淋沥涩痛、经闭瘀阻。

两药合用，清热利湿、通淋排石。

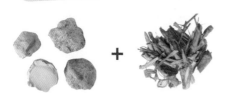

对症调养方

滑石瞿麦粥

　　原料：滑石20克，瞿麦10克，炙鸡内金9克，粳米30克。

　　做法：先将滑石用布包扎，再与炙鸡内金、瞿麦同入水中煎煮，去渣取汁，加入粳米煮成稀粥。

　　用法：每日1剂，于早晚分服。孕妇慎用。

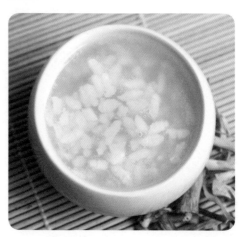

热淋

主症：小便频数，点滴而下，灼热刺痛，尿色黄赤，或有寒热、口苦，呕吐恶心，或有大便秘结，苔黄腻，脉滑数。

搭配有理

车前草+萹蓄

清热利湿通淋。

车前草： 味甘，性寒。归肝、肾、肺、小肠经。清热利尿通淋，祛痰，凉血，解毒。用于热淋涩痛、水肿尿少。

萹蓄： 味苦，性微寒。归膀胱经。利尿通淋，杀虫，止痒。用于热淋涩痛、小便短赤。

两药合用，清热利湿通淋。

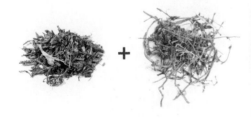

对症调养方

车前萹蓄膀胱汤

原料：猪膀胱200克，车前草30克，萹蓄10克，葱、姜、盐等调味料各适量。

做法：将车前草、萹蓄用布包好，猪膀胱洗净切条，加入砂锅中，加水煮熟，加入葱、姜、盐等调味。

用法：每日1剂，吃肉喝汤，于早晚分食。孕妇慎用。

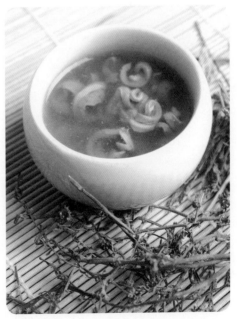

气淋

主症：小便涩滞疼痛淋漓不畅，肋痛满闷，苔薄白，脉多沉弦。

搭配有理

灯心草+王不留行

行气利湿，通淋利尿。

灯心草： 味甘、淡，性微寒。归心、肺、小肠经。清心火，利小便。用于心烦失眠、尿少涩痛、口舌生疮。

王不留行： 味苦，性平。归肝、胃经。活血通经，下乳消肿，利尿通淋。用于经闭、痛经、乳汁不下、淋证涩痛。两药合用，利气疏导通淋。

对症调养方

灯心王不留行鸭肉汤

原料：灯心草3克，王不留行10克，白鸭一只，葱、姜、盐等调料各适量。

做法：灯心草、王不留行用布包好，将鸭肉洗净切块，同加入锅中，加水煮熟，加入葱、姜、盐等调味。

用法：随餐适量吃肉喝汤。

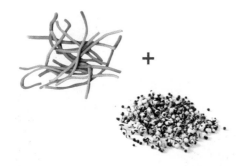

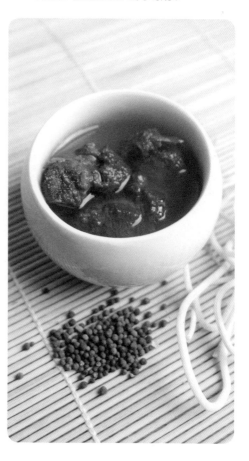

血淋

主症：小便灼热刺痛，尿色红赤，或夹有紫暗血块，尿频短急，甚则尿道满急疼痛，痛引腰腹。

搭配有理

栀子+滑石

清热凉血，利尿通淋。

滑石： 味甘、淡，性寒。归膀胱、肺、胃经。利尿通淋，清热解暑；外用祛湿敛疮。用于热淋、石淋、尿热涩痛。

栀子： 味苦，性寒。归心、肺、三焦经。泻火除烦，清热利湿，凉血解毒。用于热病心烦、湿热黄疸、淋证涩痛。两药合用，清热凉血、利尿通淋。

对症调养方

栀子滑石饮

原料：栀子6克，滑石粉15克，炙甘草6克。

做法：将栀子、炙甘草洗净。滑石粉（布包）放入砂锅中，加水500毫升，先煎煮30分钟，再加入栀子、炙甘草煎1小时左右，待药汁凉后取汁服用。

用法：每日1剂，代茶饮，分早、晚2次服用。

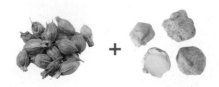

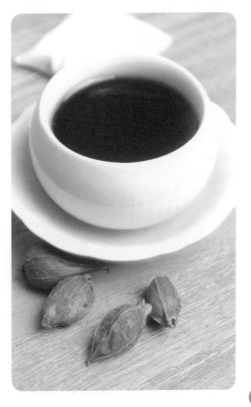

劳淋

主症：尿频、尿急、尿痛时作时止，遇劳即发，缠绵难愈，伴有腰膝酸软、神疲乏力，舌质淡，脉虚弱。

搭配有理

菟丝子+肉苁蓉

健脾益肾，利尿通淋。

肉苁蓉：味甘、咸，性温。归肾、大肠经。补肾阳，益精血，润肠通便。用于肾阳不足、精血亏虚、阳痿不孕、腰膝酸软、筋骨无力、肠燥便秘。

菟丝子：味辛、甘，性平。归肝、肾、脾经。补益肝肾，固精缩尿，安胎，明目，止泻。用于肝肾不足之腰膝酸软、阳痿遗精、遗尿尿频、肾虚胎漏、目昏耳鸣。

两药合用，补肾健脾、利尿通淋。

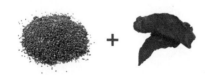

对症调养方

补肾利尿汤

原料：菟丝子12克，肉苁蓉10克，猪膀胱1个，葱白、食盐各适量。

做法：将猪膀胱洗净，切条。肉苁蓉、菟丝子用纱布包好，将猪膀胱与药包、葱白一起放入砂锅内，加清水适量，小火炖至小肚烂熟，加食盐少许调味。

用法：适量饮汤吃肉。

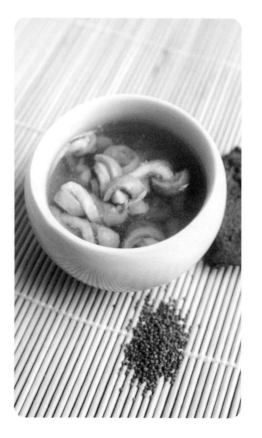

膏淋

主症：小便混浊，乳白或如米泔水，上有浮油，置之沉淀，或伴有絮状凝块物，尿时阻塞不畅，口干，苔黄腻，舌质红，脉濡数。

搭配有理

萆薢+蚕沙

清热利湿，分清泄浊。

萆薢：味苦，性平。归肾、胃经。利湿去浊，祛风除痹。用于膏淋、白浊、白带过多、风湿痹痛、关节不利、腰膝疼痛。

蚕沙：味辛、甘，性温。归胃、脾、肝经。祛风除湿，和胃化浊，活血通经。用于风湿痹痛、肢体不遂、风疹瘙痒、吐泻转筋、闭经、崩漏。

两药合用，清热利湿、分清泄浊。

对症调养方

萆薢蚕沙粥

原料：萆薢10克，蚕沙15克，粳米100克。

做法：将萆薢与蚕沙（用布包）放入水中煎煮取汁，药汁与粳米同煮至粳米煮熟。

用法：每日1剂，早晚分服。

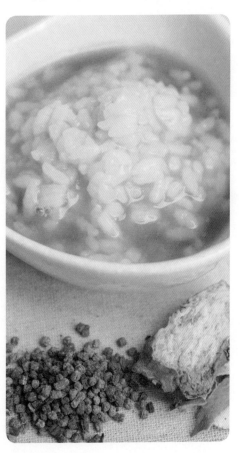

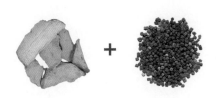

尿浊

尿浊，指以小便混浊不清，其色或赤或白，状如米泔，排尿时并无淋漓涩痛为主要特征的病证。现代医学的乳糜尿、泌尿系统炎症、结核、肿瘤患者以小便混浊、白如泔浆为主要症状者，多属本病范畴。中医学认为尿浊多由湿热蕴结下焦以及脾肾亏虚所致。

湿热蕴结型

主症：小便混浊，或白如泔浆，或腻滑如涕如脂，带血色夹见血丝血块，少腹胀满急迫，尿频、尿短、尿热，口干口渴而不多饮，头重头胀，舌苔黄腻，脉象滑数。

搭配有理

土茯苓+萆薢

清热利湿，分清泌浊。

土茯苓：味甘、淡，性平。归肝、胃经。解毒，除湿，通利关节。用于湿热下注之淋浊。

萆薢：味苦，性平。归肾、胃经。利湿去浊，祛风除痹。用于膏淋、白浊、腰膝疼痛。

两药合用，清热、利湿、去浊。

对症调养方

土茯苓萆薢粥

原料：土茯苓10克，萆薢10克，粳米100克，白糖适量。

用法：将土茯苓、萆薢放入砂锅内，加清水适量，煎1小时左右取汁，与粳米同煮熟后加入白糖。

服法：每日1剂，早晚分服。孕妇慎用。

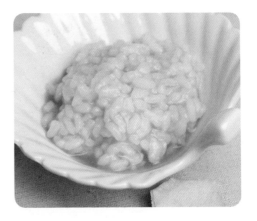

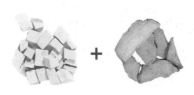

中药配对 能消百病（全面升级版）

脾肾亏虚型

主症：小便混浊，尿不干净，或日久不愈，时作时止，遇劳则甚，形寒肢冷，小腹坠胀，面色欠光泽，精神萎靡，舌淡，苔白，脉细弱。

搭配有理

芡实+莲子

补脾益肾，除湿化浊。

芡实： 味甘、涩，性平。归脾、肾经。益肾固精，补脾止泻，除湿止带。用于脾肾亏虚之久泻、白浊、带下。

莲子： 味甘、涩，性平。归脾、肾、心经。补脾止泻，止带，益肾涩精，养心安神。用于脾气亏虚之泄泻、带下、遗精。两药合用，补脾益肾、除湿化浊。

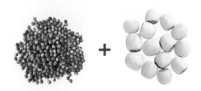

对症调养方

芡实莲子粥

原料：芡实10克，莲子30克，粳米100克，白糖适量。

用法：将芡实、莲子与粳米同煮，煮熟后加入白糖。

服法：每日1剂，早晚分服。

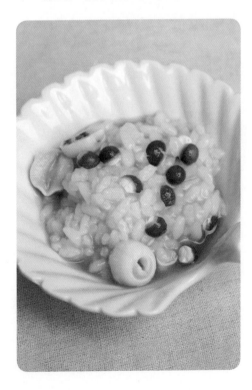

尿潴留

尿潴留是指膀胱内充满尿液而不能正常排出。西医认为尿潴留可分阻塞性和非阻塞性两种，可由尿道结石、尿道畸形、前列腺肥大或是脑外伤、脑部肿瘤引起。中医将尿潴留归属"癃闭"范畴。以小便量少，点滴而出，甚则闭塞不能通为主要临床表现。可由膀胱湿热和肾气虚引起。

膀胱湿热型

主症：小便点滴不通或短赤灼热，小腹胀满，或大便不畅，口苦口黏，口渴不想喝水，舌质红，苔黄腻，脉数。

搭配有理

白茅根+益母草

清热利湿，通利小便。

白茅根： 味甘，性寒。归肺、胃、膀胱经。凉血止血，清热利尿。用于血热证之吐血、尿血、水肿尿少、热淋涩痛。

益母草： 味苦、辛，性微寒。归肝、心包、膀胱经。活血调经，利尿消肿，清热解毒。用于血瘀证之痛经经闭、恶露不尽、水肿尿少、疮疡肿毒。两药合用，清热利湿、通利小便。

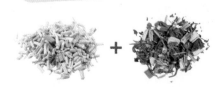

对症调养方

茅根益母茶

原料：白茅根20克，益母草15克。

做法：将白茅根、益母草放入杯中，以沸水冲泡闷半小时。

用法：每日1剂，代茶饮。

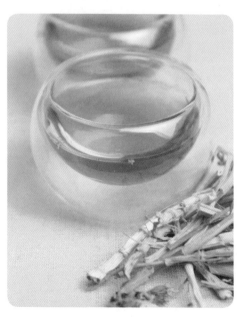

肾气虚型

主症：小便不通或点滴而出，排出无力，神疲乏力，腰膝酸软无力，舌质淡，脉沉细弱。

搭配有理

杜仲+枸杞子

补益肝肾，通利小便。

杜仲： 味甘，性温。归肝、肾经。补肝肾，强筋骨。用于肝肾不足之腰膝酸痛、筋骨无力、头晕目眩。

枸杞子： 味甘，性平。归肝、肾经。滋补肝肾，益精明目。用于肝肾精亏之腰膝酸痛、眩晕耳鸣。

两药合用，补益肝肾、通利小便。

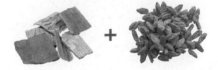

对症调养方

鹌鹑杜仲汤

原料：杜仲10克，枸杞子20克，鹌鹑1只，调料适量。

做法：将鹌鹑去毛，去内脏，与杜仲、枸杞子同入瓦锅中，加水适量，煮至鹌鹑烂熟，去药渣，或留枸杞子，下调料调味。

用法：饮汤吃肉，每日1次。

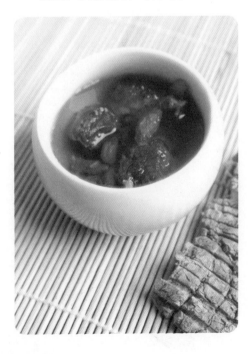

尿失禁

尿失禁是指小便频数不自主溢出的一种疾病。西医认为任何增加膀胱内压或降低尿道压而导致尿道外口不自主地溢出尿液的疾病都可导致尿失禁。中医将尿失禁称为"遗溺"，并认为是"膀胱不约"所致。可分虚实论治，但临床以虚证居多，可由脾肺气虚、脾肾阳虚所引起。

脾肺气虚型

主症：小便失禁，每因劳累、咳嗽、大笑、剧烈运动发生或加剧，伴食少便稀溏，气短喘咳，声低懒言，或见面浮肢肿，倦怠乏力，舌淡，苔白滑，脉弱。

搭配有理

党参+黄芪

健脾补肺，益气固脬。

党参：味甘，性平。归脾、肺经。健脾益肺，养血生津。用于脾肺气虚证，食少倦怠，咳嗽虚喘，气血不足，面色萎黄。

黄芪：味甘，性微温。归肺、脾经。固表益气。用于气虚证之乏力、食少便溏，以及中气下陷、久泻脱肛、气虚水肿。两药合用，健脾补肺、益气固脬。

对症调养方

黄芪党参饮

原料：黄芪5克，党参5克。

做法：将黄芪和党参放入砂锅中，加水一碗，大火烧开后转小火，煎至药液大概剩1/3，去渣饮汁。

用法：每日1剂，分早晚分服。

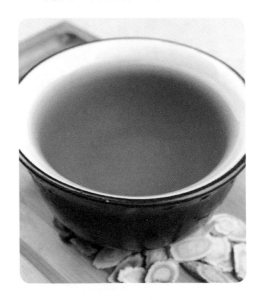

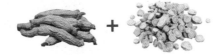

脾肾阳虚型

主症：小便失禁，清冷不利，伴形寒肢冷，面色白，腰膝或腹部冷痛，久泻久痢，或五更泄泻（晨泻），大便中带有未消化的食物，或面浮肢肿，舌淡胖，苔白滑，脉沉迟无力。

搭配有理

杜仲+牛膝

补脾温肾，缩尿固摄。

杜仲：味甘，性温。归肝、肾经。补肝肾，强筋骨。用于肝肾不足之腰膝酸痛、筋骨无力、头晕目眩。

牛膝：味苦、甘、酸，性平。归肝、肾经。逐瘀通经，补肝肾，强筋骨。用于肝肾不足之水肿、头痛、眩晕。

两药合用，补脾温肾、缩尿固摄。

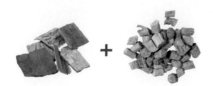

对症调养方

杜仲牛膝煲猪腰

原料：杜仲10克，牛膝10克，猪腰一只，调料适量。

做法：猪腰处理干净，切片，同药材煲汤，最后调味即可。

用法：饮汤吃肉，分早晚2次服用。

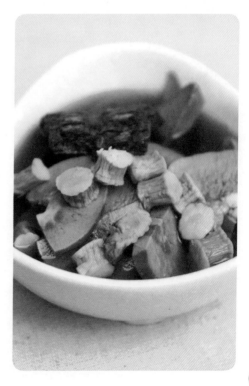

四气寒热与温凉
寒凉属阴温热阳
温热补火助阳气
寒凉清热并泻火
解毒助阴又抑阳
寒者热之热者寒
治疗大法此为纲
五味辛甘苦咸酸
治疗作用不同焉
辛行气血主发散
甘和补中急能缓
苦燥降泄能坚阴
咸能润下且软坚
酸能固涩又收敛
淡渗利水要记全

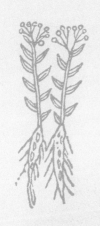

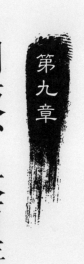

第九章

四肢、关节疾病
中药配伍

——四肢爽利让你精神百倍

关节疼痛

关节疼痛是骨伤科的常见症状，主要表现为四肢关节疼痛。西医认为其主要是由关节疾病引起的。其他的自身免疫性疾病如系统性红斑狼疮，以及外伤所致的关节部位软骨和韧带损伤都可导致关节疼痛。中医将关节疼痛归于"痹证"范畴。其基本病机有"不通则痛"以及"不荣则痛"。常见证型有湿热痹阻、寒湿痹阻型。

湿热痹阻型

主症：关节肿痛而热，关节屈伸不利、晨起僵硬，关节畸形，伴口渴、汗出、小便黄、大便干，舌质红，苔黄厚腻，脉滑数或弦滑。

搭配有理

薏苡仁＋防风

清热除湿，宣痹通络。

薏苡仁：味甘、淡，性凉。归脾、胃、肺经。利水渗湿，健脾止泻，除痹，排脓，解毒散结。用于湿盛证之湿痹拘挛。

防风：味辛、甘，性微温。归膀胱、肝、脾经。祛风解表，胜湿止痛，止痉。用于风湿痹痛、风疹瘙痒、破伤风。

两药合用，清热除湿、宣痹通络。

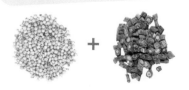

对症调养方

苡仁防风汤

原料：薏苡仁30克，防风10克。

做法：薏苡仁洗净，与防风同煎，取药汁约200毫升。

用法：每日1剂，1次服完，连用1周。

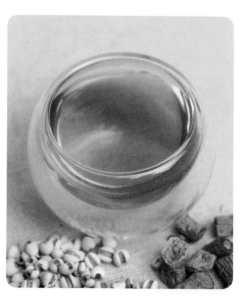

寒湿痹阻型

主症：关节冷痛而肿，遇寒痛增，得热痛减，关节屈伸不利、晨起僵硬，关节畸形，怕风寒，阴雨天加重，肢体沉重，舌质淡，苔白，脉弦紧。

搭配有理

独活+桑寄生

祛风胜湿，通络止痛。

独活： 味辛、苦，性微温。归肾、膀胱经。祛风除湿，通痹止痛。用于风寒湿痹之腰膝疼痛、风寒夹湿头痛。

桑寄生： 味苦、甘，性平。归肝、肾经。祛风湿，补肝肾，强筋骨，安胎元。用于风湿痹痛、腰膝酸软、筋骨无力、头晕目眩。

两药合用，祛风除湿、通络止痛。

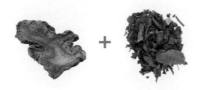

对症调养方

独活寄生乌豆汤

原料：独活、桑寄生各10克，黑豆60克，米酒适量。

做法：将独活、桑寄生、黑豆放入水中，文火煎至500毫升，去渣取汁，兑入少量米酒。

用法：每日1剂，分2次温服。

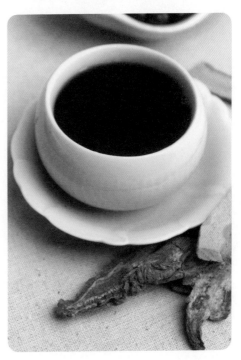

小腿抽筋

小腿抽筋，学名腓肠肌痉挛，是一种肌肉自发的强直性收缩。其发生的诱因大多是剧烈运动或疲劳后，小脚后侧肌肉突然疼痛、痉挛、僵硬。发作时疼痛难忍，夜间抽筋时可把人痛醒，影响睡眠。中医将小腿抽筋称为"转筋"。可由肝脾不和以及湿热浸淫所致。

肝脾不和型

主症：小腿抽筋、疼痛，甚则夜间痛醒，伴有食欲不佳、神疲乏力、手足麻木。

搭配有理

白芍+炙甘草

调和肝脾，缓急止痛。

白芍：味苦、酸，性微寒。归肝、脾经。养血调经，敛阴止汗，柔肝止痛，平抑肝阳。用于血虚萎黄，四肢挛痛，头痛眩晕。

炙甘草：味甘，性平。归心、肺、脾、胃经。补脾和胃，益气复脉。用于脾胃虚弱之倦怠乏力、四肢挛急作痛。两药合用，调和肝脾、缓急止痛。

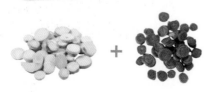

对症调养方

芍药甘草汤

原料：白芍10克，炙甘草10克，白糖30克。

做法：将炙甘草、白芍润透切片，放入砂锅内，加水1000毫升。将锅置中火上，煎煮20分钟，滤去渣，在药汁内加入白糖拌匀即成。

用法：代茶饮用，每日1剂。

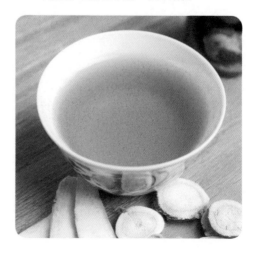

湿热浸淫型

主症：小腿抽筋，伴有头昏头沉，脘闷，不想吃东西，口黏口苦，渴但不想喝水，大便稀溏而不爽，舌质红，苔黄腻，脉濡数。

搭配有理

木瓜+桑枝

祛风除湿，舒经活络。

木瓜： 味酸，性温。归肝、脾经。舒筋活络，和胃化湿。用于湿痹拘挛、腰膝关节酸重疼痛、转筋挛痛、脚气水肿。

桑枝： 味微苦，性平。归肝经。祛风湿，利关节。用于风湿痹病，肩臂、关节酸痛麻木。

两药合用，祛风除湿、舒经活络。

对症调养方

木瓜桑枝煎

原料：木瓜9克，桑枝10克。

做法：将木瓜、桑枝洗净，放入砂锅内，加水适量煎煮取汁。

服法：代茶饮用，每日1剂。

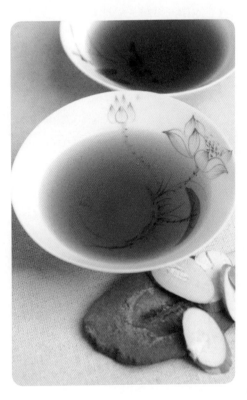

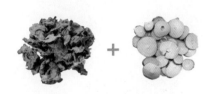

足跟痛

足跟痛是以足跟周围长期慢性疼痛为主要症状、多病因引起的疾患。现代医学研究认为，足跖筋膜炎、跟骨滑囊炎、跟腱膜炎或跟骨骨刺等是引起足跟痛的常见原因。祖国传统医学把足跟痛归于"筋伤""骨痹"的范畴，主要病因病机有寒湿痹阻、气滞血瘀、肾精不足等，常见的为气滞血瘀型和寒湿痹阻型。

气滞血瘀型

主症：多表现为痛有定处，痛如针刺或刀割，痛处拒按，行走受限，舌质紫暗，苔白，脉弦。

搭配有理

川芎+丹参

活血化瘀，行气止痛。

川芎： 味辛，性温。归肝、胆、心包经。活血行气，祛风止痛。用于气滞血瘀之胸痹心痛、跌扑肿痛、癥瘕腹痛、头痛、风湿痹痛。

丹参： 味苦，性微寒。归心、肝经。活血祛瘀，通经止痛，清心除烦，凉血消痛。用于气血瘀滞之脘腹胁痛、癥瘕积聚、热痹疼痛、心烦不眠、疮疡肿痛。

两药合用，化瘀血、通经络。

对症调养方

川芎丹参酒

原料：川芎、丹参各25克，杜仲20克，白酒500毫升。

做法：将前3味药切细，用白酒浸泡5天。

用法：酌情适量温饮。孕妇忌服。

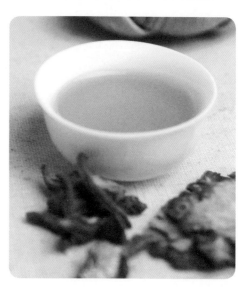

寒湿痹阻型

主症：足跟疼痛拒按，遇冷则痛剧、得温则痛减，伴有形寒、手足不温，舌质淡，苔白腻，脉沉。

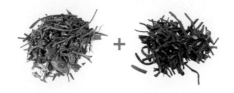

对症调养方

海风藤威灵仙汤

原料：海风藤10克，威灵仙8克，炙甘草6克。

做法：将海风藤、威灵仙、炙甘草洗净，置于砂锅中，加水适量煎煮取汁。

用法：代茶饮，日1剂，分早晚服用。孕妇忌服。

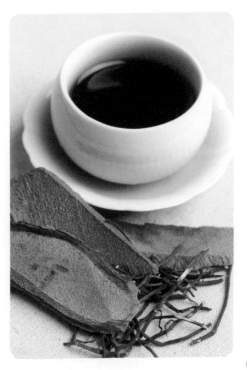

手脚冰凉

手脚冰凉是由于四肢血液循环不畅而导致的四肢不温、遇冷则剧的症状，在女性人群中较为常见。西医认为其可由贫血、低血糖、甲状腺功能减退、心脏功能衰弱等引起。中医认为手脚冰凉是由营血虚弱，寒凝经脉，血行不利所致，可由气血不和以及阳气亏虚引起。

阳气亏虚型

主症：手脚冰凉，冬季畏寒，面色苍白无光泽，精神萎靡，舌淡胖有齿痕，苔白腻，脉沉缓。

搭配有理

当归+生姜

温中养血散寒。

当归：味甘、辛，性温。归肝、心、脾经。补血活血，调经止痛，润肠通便。用于血虚萎黄、月经不调、经闭痛经、虚寒腹痛、风湿痹痛。

生姜：味辛，性微温。归肺、脾、胃经。解表散寒，温中止呕，化痰止咳，解鱼蟹毒。用于风寒感冒、胃寒呕吐、寒痰咳嗽、鱼蟹中毒。

两药合用，温中养血散寒。

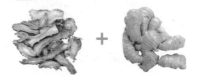

对症调养方

当归生姜羊肉汤

原料：当归5克，生姜15克，羊肉50克，葱白6克，盐适量。

做法：将当归、生姜、葱白、羊肉洗净，羊肉切片。先将当归、生姜、羊肉放入锅内，加水适量，待羊肉煮熟，加入葱白、盐适量调味。

用法：吃肉喝汤，日2次。

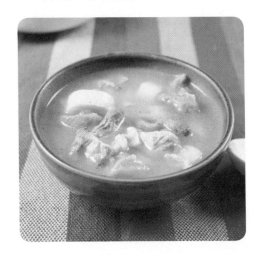

气血不和型

主症：手脚冰凉，伴有头昏眼花、面色苍白、失眠多梦，女性月经不调。

搭配有理

当归＋大枣

健脾益气，养血和血。

当归： 味甘、辛，性温。归肝、心、脾经。补血活血，调经止痛，润肠通便。用于血虚萎黄、月经不调、经闭痛经、虚寒腹痛、风湿痹痛。

大枣： 味甘，性温。归脾、胃、心经。补中益气，养血安神。用于脾气亏虚之食少、乏力、便溏。

两药合用，补气、养血、健脾。

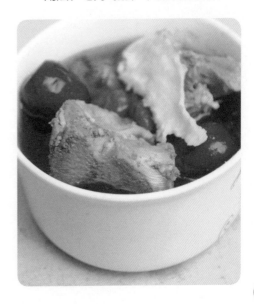

对症调养方

当归大枣猪骨汤

原料：当归6克，大枣10克，炙甘草5克，枸杞子6克，猪骨500克，葱、姜、食盐各适量。

做法：把枸杞子、大枣、当归、炙甘草用清水洗干净，与猪骨同放入水中，先大火煮沸，再小火慢炖，一般煮到猪骨肉软烂后，调入适量葱、姜和少许食盐即可食用。

用法：吃肉喝汤，早晚适量服用。

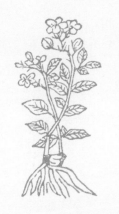

四气寒热与温凉
寒凉属阴温热阳
温热补火助阳气
温里散寒功效彰
寒凉清热并泻火
解毒助阴又抑阳
寒者热之热者寒
治疗大法此为纲
五味辛甘苦咸酸
治疗作用不同焉
辛行气血主发散
甘和补中急能缓
苦燥降泄能坚阴
咸能润下且软坚
酸能固涩又收敛
淡渗利水要记全

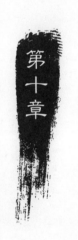

第十章

代谢性疾病中药配伍

——代谢性疾病就得三分治七分养

肥胖

肥胖是因特定的生化因子引起的一系列进食调控和能量代谢紊乱的疾病，且与饮食关系密切。近年来随着人们生活水平的提高，我国肥胖症的发病率也越来越高。湿滞痰阻型肥胖在临床也最为多见，过食肥甘之物或暴饮暴食等长期饮食不节行为，会导致水谷精微等营养物质在体内堆积转为脂肪，日久则湿浊内生，继而生痰，痰湿内聚，使人体臃肿肥胖。

湿滞痰阻型

主症：嗜睡，身体困重，痰多，胃脘胀满或痛，形体肥胖，肥肉松软如棉，面色光亮如油，咳唾清稀痰涎，四肢沉重，厌油腻食物，月经不调，白带量多，舌体胖大，舌质淡红，苔白腻，脉细滑或弦滑。

搭配有理

陈皮+莱菔子

理气健脾，燥湿化痰，行气导滞。

陈皮：味辛、苦，性温，归脾、肺经。理气调中，降逆止呕，燥湿化痰。常用治胸膈满闷、脘腹胀痛、不思饮食、咳嗽痰多等症。

莱菔子：味辛、甘，性平，归脾、胃、肺经。消食导滞，降气化痰。常用治食积气滞、脘腹胀满、咳嗽痰多等症。

两药合用，健脾气、化痰湿、导气滞。

对症调养方

陈皮莱菔子汤

原料：陈皮10克，莱菔子5克。

做法：陈皮、莱菔子两药洗净，加水润透，下砂锅煎煮20分钟，滤渣取汁。

用法：每日1剂，代茶饮。

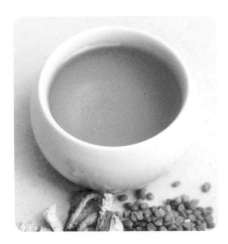

高血压

高血压是以动脉血压升高为主的疾病，是临床上常见的发病率高、发病原因不明的心血管疾病，在未服药的情况下以收缩压≥140毫米汞柱和（或）舒张压≥90毫米汞柱定义为高血压。中医认为高血压属于"头痛"或"眩晕"的范畴，可因情志紧张、思虑过度、七情五志过极化火、过食肥甘、嗜酒等导致机体阴阳平衡失调，经脉气血运行失常所致。治疗上，在降压的同时也要兼顾高血压引起的其他症状。因高血压所致的头痛、眩晕多由肝阳偏亢、生风化热所致，治疗则以平肝潜阳、清热息风为主。

肝阳上亢引起的头痛、眩晕

主症：头痛、头晕，伴有面赤、易怒、舌红、苔黄、脉弦数等。

搭配有理

天麻+钩藤

平肝潜阳，清热息风。

天麻： 味辛、甘，性平。归肝经。息风止痉，平肝阳，祛风通络。可用于治疗急慢惊风、抽搐拘挛、眩晕、头痛、肢麻等症。

钩藤： 味甘，性凉。归肝、心包经。息风止痉，清热平肝。可用于治疗肝阳眩晕、头胀痛、热盛动风等症。

天麻、钩藤二药相配，相须为用，共奏平肝息风之效。

对症调养方

天麻钩藤饮

原料：天麻9克，钩藤12克，生决明18克，栀子9克，黄芩9克，桑寄生9克，杜仲9克。

做法：上药洗净后加水润透，下砂锅煎煮20分钟，滤渣取汁。

用法：每日1剂，分2次于早晚饭后半小时服用。

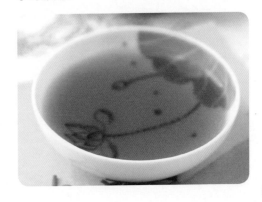

糖尿病（消渴）

　　糖尿病是最具典型的代谢性疾病，它是由多种原因引起的以血糖升高为特征的慢性疾病，其并发症可累及全身各处，可由遗传和环境因素共同诱发所致。根据糖尿病口渴多饮、多食易饥、尿频量多、形体消瘦等症状，中医将其归为"消渴"范畴。其病因复杂，饮食不节制、情志失调等均可导致消渴的发生。肺热津伤型消渴最常见，在治疗上则以清热润肺、养阴生津为主。

肺热津伤型

　　主症：多饮症状较突出，主要表现为颧红，口干舌燥、糜烂，烦渴多饮，小便较多或正常，舌边尖红，苔薄黄，伴有大便干结、四肢乏力、皮肤干燥等症。

搭配有理

麦冬+葛根+苦瓜+知母

滋阴润肺，生津润燥，清热泻火。

麦冬：味微苦、甘，性微寒。归肺、胃、心经。滋阴润肺，益胃生津，清心除烦。常用治肺燥干咳、津伤口渴、消渴、心烦失眠、咽喉疼痛等症。

葛根：味辛、甘，性凉。归肺、脾、胃经。生津止渴，解肌发表，升阳止泻。常用治外感发热、头项强痛、温病口渴、消渴等。

苦瓜：味苦，性寒。归心、脾、肺经。祛暑涤热，明目，解毒。常用治暑热烦渴、消渴、赤眼疼痛等症。

知母：味苦、甘，性寒。归肺、胃、肾经。清热泻火，生津润燥。常用治温热病高热烦渴、肺热咳嗽、骨蒸潮热、消渴等。

四药合用，滋肺阴、清肺热、止烦渴。

对症调养方

麦冬葛根汤

　　原料：麦冬6克，葛根10克，苦瓜（鲜）30克，知母6克。

　　做法：上药洗净后润透，下砂锅煎煮20分钟，滤渣取汁。

　　用法：日1剂，分2次于早晚饭后半小时服用。

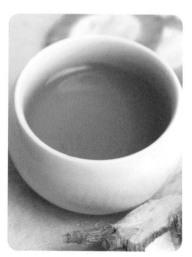

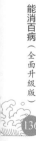

高脂血症

脂肪代谢或转运异常会使血浆中一种或几种脂质高于正常则称为高脂血症。中医无这一病名及证型的确切记载，但在"胸痹""眩晕""血瘀"等中有散在记录。现代研究发现，随着生活节奏的加快、生活压力的增大，高脂血症的发病呈现低龄化的趋势，临床以气滞血瘀证最为多见。社会生活方式的改变引起机体功能、情志变化，导致肝失疏泄，出现高脂血症，说明"肝"是高脂血症发病中的关键脏腑，对这一类型的高脂血症则以疏肝行气、活血、化瘀为主。

气滞血瘀型

主症：胸胁胀闷，走窜疼痛，头痛眩晕，急躁易怒，面红口苦，舌红少津，舌质紫暗或有瘀点瘀斑，脉弦涩。

搭配有理

川芎+郁金

行气活血，祛瘀止痛。

川芎：味辛，性温。归肝、胆、心包经。活血祛瘀，行气开郁，祛风止痛。常用治月经不调、产后瘀滞腹痛、胸胁疼痛等症。

郁金：味辛、苦，性寒。归心、肝、肺经。行气解郁，活血止痛，利胆退黄。常用治胸腹胁肋诸痛、黄疸等症。

两药合用，行气血、止瘀痛。

对症调养方

川郁汤

原料：郁金9克，川芎9克。

做法：上药洗净后加水润透，下砂锅煎煮20分钟，滤渣取汁。

用法：日1剂，分2次于早晚饭后半小时服用。

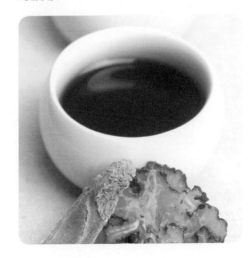

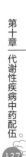

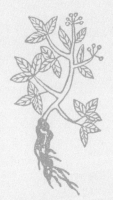

四气寒热与温凉
寒凉属阴温热阳
温热补火助阳气
温里散寒功效彰
寒凉清热并泻火
解毒助阴又抑阳
寒者热之热者寒
治疗大法此为纲
五味辛甘苦咸酸
治疗作用不同焉
辛行气血主发散
甘和补中急能缓
苦燥降泄能坚阴
咸能润下且软坚
酸能固涩又收敛
淡渗利水要记全

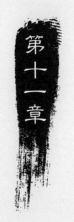

第十一章

男女疾病
中药配伍
——轻松解决你的各种难言之隐

痛经

痛经是指妇女正值行经期，或经行前后，出现周期性的小腹疼痛或痛引腰骶，甚至剧痛至昏厥，是常见的困扰女性的妇科病，严重者会直接影响其生活和工作。中医将痛经归于"经行腹痛""痛证"的范畴。"血瘀"是其基本病机之一，"瘀血"是痛经的病理产物，对于此种类型的痛经在治疗上可以活血、化瘀、止痛为主。

气滞血瘀型

主症：月经时小腹胀痛拒按，经血量少，行而不畅，血色紫暗有块，乳房胀痛，胸闷不舒，舌质紫暗或有瘀点瘀斑，脉弦。

搭配有理

赤芍+当归+郁金

行气活血化瘀，调经止痛。

赤芍：味苦，性微寒，归肝经。清热凉血，活血化瘀。常用治闭经、痛经、瘀滞胁痛等症。

当归：味辛、甘，性温。归肝、心、脾经。补血活血，调经止痛，润燥滑肠。常用治月经不调、经闭、痛经、崩漏、虚寒腹痛等症。

郁金：味辛、苦，性寒。归心、肝、肺经。行气解郁，活血止痛，利胆退黄。常用治胸腹胁肋诸痛、经闭、痛经等症。

两药合用，行气血、化瘀血、止痛经。

对症调养方

赤芍当归汤

原料：赤芍9克，当归9克，郁金9克。

做法：将赤芍、当归、郁金洗净后用温水浸泡片刻，加水200毫升，煎取浓汁100毫升。

用法：日1剂，分2次于早晚空腹温热服。

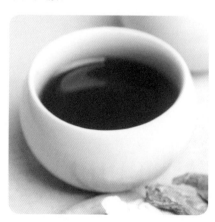

中药配对　能消百病（全面升级版）

带下

带下病是妇科的一种常见病，根据带下颜色的不同可分白带、青带、黄带、黑带、赤带五种，每种带下病其病因病机、病位不同，治疗的侧重点也不一样，临床多见黄带。黄带多为湿热所致，治疗原则以清热祛湿为主。

湿热内蕴型

主症：带下色黄，其气腥臭，胸闷食少，腹胀便稀溏，小便涩痛，舌红，苔黄或黄腻，脉弦滑或濡数。

搭配有理

黄柏+车前子+芡实

清热燥湿，泻火解毒。

黄柏：味苦，性寒。归肾、膀胱经。清热燥湿，泻火解毒。常用治湿热痢疾、黄疸、泄泻、带下阴痒等症。

车前子：味甘，性寒。归肺、肝、肾、小肠经。清热，利尿，明目，祛痰。常用治小便不通、带下、水肿、淋浊等症。

芡实：味甘、涩，性平。归脾、肾经。益肾固精，补脾止泻，除湿止带。用于遗精滑精、遗尿尿频、白浊、带下。

三药合用，清湿热，泻火毒。

对症调养方

黄柏车前芡实汤

原料：黄柏9克，车前子9克，芡实6克。

做法：上药洗净后润透，下砂锅加水煎煮20分钟，滤渣取汁。

用法：日1剂，分2次于早晚饭后半小时服用。

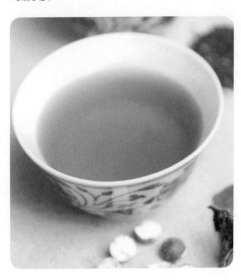

更年期综合征

　　更年期是妇女由生育期过渡到老年期必经的阶段，在此过渡期部分妇女会出现烘热汗出、烦躁失眠、头痛等自主神经功能紊乱的症状，称为更年期综合征。更年期综合征属于中医妇科"绝经前后诸证的范畴"，《金匮要略》将其称之为"脏躁"。中医认为妇女在绝经前后肾气渐衰，天癸将竭，冲任亏虚，经血不足，致阴阳平衡失调，脏腑功能紊乱，故出现更年期综合征。

　　主症：烦躁不宁，无故悲泣，喜怒无常，呵欠频作，神情恍惚，失眠健忘，烘热汗出，手足心热，心悸气短，或皮肤异样感觉，舌红苔薄白，脉弦细数。

搭配有理

甘草+浮小麦+大枣

清热除烦，养心安神。

甘草： 味甘，性平。归脾、胃、心、肺经。和中缓急，补养心气。用于脾胃虚弱、倦怠乏力、心悸气短等。

浮小麦： 味甘，性微寒。归心、脾经。养肝补心，除烦安神。常用治脏躁、烦热、虚汗、消渴等。

大枣： 味甘，性温。归心、脾、胃经。补中益气，养血安神。常用治脾胃虚弱、气血不足、妇人脏躁、心悸失眠等症。

三药合用，清心热、安心神。

对症调养方

甘麦大枣汤

　　原料：浮小麦15~30克，甘草9克，大枣5枚。

　　做法：上药洗净后润透，下砂锅加水煎煮20分钟，滤渣取汁。

　　用法：日1剂，分2次于早晚饭后半小时服用。

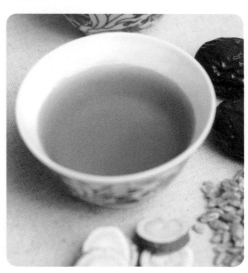

闭经

女子年满16周岁，但月经从未来潮，或正常月经发生后又闭止6个月以上，或根据自身月经周期计算停经3个周期以上，但排除怀孕且未到更年期的，称为闭经。闭经是妇科常见病、疑难病，其发病与下丘脑-垂体-卵巢轴功能失调有关。《黄帝内经》中有"女子不月"的记载，这是对闭经最早的认识。气血虚弱型闭经多见，多是与脾胃虚弱、气血生化之源不足相关，在治疗上则以补益气血、调经为主。

气血虚弱型

主症：月经周期延长，经血量少、色淡红、质稀薄，神疲肢倦，头晕眼花，心悸气短，面色萎黄，舌淡苔白，脉沉缓或细弱。

搭配有理

山药+白术+熟地黄+白芍
健脾益气，养血调经。

山药： 味甘，性平。归肺、脾、肾经。益气养阴，补脾肺肾。常用治脾虚泄泻、食少浮肿、肺虚咳喘等症。

白术： 味苦、甘，性温。归脾、胃经。健脾益气，燥湿利水，止汗，安胎。常用治脾虚食少、腹胀泄泻、痰饮眩悸等症。

熟地黄： 味甘，性微温。归肝、肾经。补血滋阴，益精填髓。常用治血虚萎黄、心悸怔忡、月经不调、崩漏下血，肝肾阴虚之腰膝酸软、骨蒸潮热等症。

白芍： 味苦、酸，性微寒。归肝、脾经。养血调经，敛阴止汗，柔肝止痛，平抑肝阳。常用治血虚萎黄、月经不调、自汗、盗汗、胁痛、腹痛等症。

四药合用，健脾气、滋阴血。

对症调养方

山药熟地粥

原料：山药15克，白术6克，熟地黄9克，白芍6克，大枣5枚，红糖、粳米各适量。

做法：将白术、熟地黄、白芍洗净后用温水浸泡片刻，加水200毫升，煎取浓汁100毫升，入粳米、山药、大枣、红糖，再加水300毫升，煮至米开汤稠为止。

用法：每日1剂，分2次于早晚空腹温服。

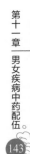

山药乌鸡汤

原料：乌鸡半只（约400克），山药20克（或鲜山药100克），白术6克，熟地黄9克，白芍6克，枸杞子3克，生姜3片，盐适量。

做法：将白术、熟地黄、白芍洗净后用温水浸泡片刻，加水200毫升，煎取浓汁100毫升；乌鸡处理干净，放入砂锅中，加山药、枸杞子、姜片、煎好的药汁，然后再加适量水，大火烧开后转小火煲30分钟，出锅前加盐调味即可。

用法：每周2次，随餐吃肉喝汤。

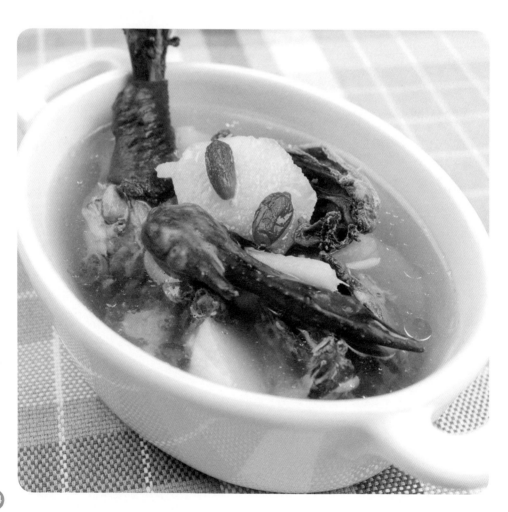

经期乳房胀痛

经期乳房胀痛是妇女常见的一个临床症状，随月经的停止而消失，严重者可持续十余日疼痛不减。中医认为其病理变化多与情志变化相关，肝郁气滞、不通则痛。

肝郁气滞型

主症：月经时乳房胀痛，乳房中有包块、光滑拒按，小腹或胸胁胀痛，烦躁易怒，月经量少、色紫红、有血块，舌红少苔，脉沉弦或弦滑。

搭配有理

柴胡+延胡索+香附
疏肝解郁，行气止痛。

柴胡：味辛、苦，性微寒。归肝、胆、肺经。具有解表退热、疏肝解郁、升举阳气的功效。常用治外感发热、肝郁胁痛、月经不调等症。

延胡索：味辛、苦，性温。归肝、脾经。具有活血散瘀、行气止痛的功效。常用治脘腹疼痛、腰痛、痛经等症。

香附：味辛、微甘、微苦，性平。归肝、脾、三焦经。具有理气解郁、调经止痛的功效。常用治胁肋胀痛、乳房胀痛、月经不调等症。

三药合用，疏肝气、散瘀血、止胀痛。

对症调养方

胡香饮

原料：柴胡9克，延胡索6克，香附6克。

做法：上药洗净后润透，下砂锅加水煎煮20分钟，滤渣取汁。

用法：每日1剂，分2次于早晚饭后半小时服用。

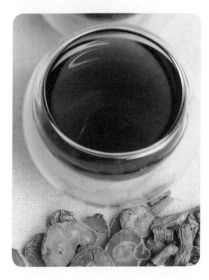

阳痿

阳痿是指男性在性交时阴茎不能勃起，或虽勃起但勃起不坚，或勃起不能维持，以致不能满意完成性交全过程的一种病证。阳痿是男科常见疾病之一，近年来随着社会生活、工作压力的增大，这一疾病有呈现年轻化的趋势。脾胃两虚，气血生化之源不足，不能濡养宗筋；心气虚，不能推动血脉濡养全身，因此治疗上则以补益心脾为主。

心脾两虚型

主症：阳痿，没精神，失眠健忘，胆怯多疑，心悸自汗，吃得少，面色无光泽，舌淡，苔薄白，脉细弱。

搭配有理

黄芪+酸枣仁

健脾益气，宁心安神。

黄芪：味甘，性微温。归肺、脾经。益气升阳，固表止汗，利水消肿，托毒生肌。常用治一切气血亏虚之证。

酸枣仁：味甘、酸，性平。归心、肝、胆经。养心补肝，宁心安神，敛汗，生津。常用治虚烦不眠、惊悸怔忡、体虚自汗、盗汗。

两药合用，补脾气、宁心神。

对症调养方

黄芪枣仁粥

原料：黄芪15克，酸枣仁15克，粳米适量。

做法：将黄芪洗净后温水浸泡片刻，加水200毫升，煎取浓汁100毫升，入粳米、酸枣仁，再加水300毫升，煮至米开汤稠为止。

用法：每日1剂，分2次于早晚空腹温热服。

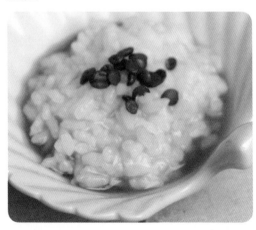

遗精、早泄

　　遗精是指不因性生活而精液遗泄的病证；男性在性交时失去控制射精的能力，在刚进行交合或交合之前射精者称之为早泄。遗精、早泄是临床常见的男科疾病，近年来这一疾病的发病率也越来越高，在治疗上多以调补心、肝、肾为主。

肾阳虚型

　　主症：遗精、早泄，腰膝酸软，头晕目眩，阴囊潮湿，小便不利，大便稀溏，舌苔白根厚，脉沉细数。

搭配有理

桂枝+龙骨+牡蛎

温通经络，收敛固涩。

桂枝： 味甘、辛，性温。归膀胱、心、肺经。解表散寒，温经通络，助阳化气。常用治风寒表证、寒湿痹痛、四肢厥冷等症。

龙骨： 味甘、涩，性平。归心、肝、肾、大肠经。平肝潜阳，镇心安神，收敛固涩。常用治心悸、怔忡、失眠、健忘、遗精遗尿等症。

牡蛎： 味咸，性微寒，归肝、胆、肾经。平肝潜阳，重镇安神，收敛固涩。常用治眩晕耳鸣、惊悸失眠、自汗盗汗、遗精等症。

三药合用，温肾通经、涩遗精。

对症调养方

桂枝龙骨牡蛎汤

　　原料：桂枝3克，龙骨15克，牡蛎15克。

　　做法：桂枝、龙骨、牡蛎三药洗净后浸泡片刻，龙骨、牡蛎先煎30分钟，后入桂枝再一起煎煮20分钟，滤渣取汁。

　　用法：每日1剂，分2次于早晚饭后半小时服用。

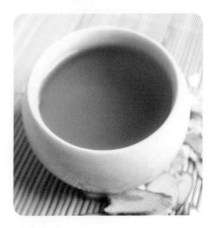

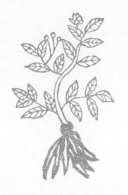

四气寒热与温凉
寒凉属阴温热阳
温热补火助阳气
温里散寒功效彰
寒凉清热并泻火
解毒助阴又抑阳
寒者热之热者寒
治疗作用不同焉
五味辛甘苦咸酸
治疗大法此为纲
辛行气血主发散
甘和补中急能缓
苦燥降泄能坚阴
咸能润下且软坚
酸能固涩又收敛
淡渗利水要记全

第十二章

小儿常见疾病中药配伍

——宝宝小病不求医

小儿流涎

小儿流涎指小儿经常流口水，浸渍两颊，常常导致下巴潮红糜烂、疼痛，大多数伴随其他症状。西医认为因食物刺激或乳牙生长而导致的流涎为生理性流涎，病理性流涎可见于小儿先天性疾病，如三体综合征以及神经系统疾病脑炎等。中医将小儿流涎称为"涎下""口吐涎"。小儿流涎多见于脾胃虚弱证以及中焦湿热证。

脾胃虚弱型

主症：口中流涎、质稀，食欲欠佳，面色无光泽，舌淡，苔白，指纹稍淡或脉缓。

搭配有理

益智+白茯苓

补肾健脾，摄涎止唾。

益智： 味辛，性温。归脾、肾经。具有温脾止泻摄唾、暖肾固精缩尿的功效。主治脾胃虚寒之呕吐、泄泻、腹中冷痛、口多唾涎，肾虚遗尿、尿频。

茯苓： 味甘、淡，性平。归心、肺、脾、肾经。具有利水渗湿、健脾、宁心安神的功效。主治脾虚食少、泄泻，遗精白浊，小便不利等。

两药配伍，可健脾补肾固涩。

对症调养方

益智粥

原料：益智30~50克，白茯苓30~50克，大米适量。

做法：先把益智和白茯苓烘干后一并放入碾槽内碾为细末；将大米淘净后煮成稀薄粥，待粥将熟时每次调入药粉3~5克，稍煮即可，也可用米汤调药粉3~5克稍煮。

用法：每日1剂，分早晚2次服用，趁热温服，连用5~7日。

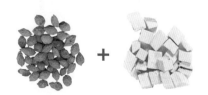

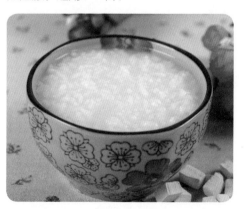

中焦湿热型

主症：流涎、质黏浊，病程较长，涎液浸湿衣襟，喜凉恶热，面赤唇红，大便干结，舌红，苔黄厚腻，指纹紫滞或脉滑数。

搭配有理

赤小豆+薏苡仁

清热利湿，健脾益气。

赤小豆：味甘、酸，性平。归心、小肠经。利水消肿，解毒排脓。用于水湿内停证之水肿胀满、脚气浮肿，肠痈腹痛。

薏苡仁：味甘、淡，性凉。归脾、胃、肺经。利水渗湿，健脾止泻，除痹，排脓，解毒散结。用于湿热内阻之水肿、脾虚泄泻、湿痹拘挛。

两药合用，清热利湿、健脾益气。

对症调养方

赤豆薏仁鲫鱼汤

原料：薏苡仁30克，赤小豆30克，鲜鲫鱼一条（约500克），黄酒适量。

做法：将赤小豆、薏苡仁煮烂取汤汁；将鲫鱼洗净去内脏，与赤小豆、薏苡仁汤汁同煮，放黄酒少许，用文火煮1小时。

用法：每日1剂，取汤汁分2次喂服，空腹服，连服7日。

赤豆薏苡茶

原料：赤小豆20克，薏苡仁20克。

做法：前2味加水600毫升，煎煮取汁至200毫升，可加蜂蜜调味。

用法：日1剂，分2次服，代茶饮。

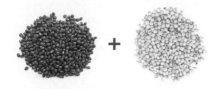

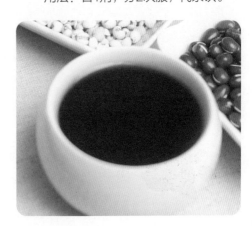

鹅口疮

鹅口疮是儿童口腔的一种常见疾病，为口腔上满布白屑，状如鹅口，故又名雪口。西医认为其主要是由于口腔不洁，感染白色念珠菌所致。多发生于新生儿及营养不良的新生儿。中医认为舌上溃烂者，多属心；口颊部、上腭、齿龈口角溃烂为主者，多属脾胃，可由心脾积热和虚火上炎所致。

心脾积热型

主症：口腔黏膜白屑堆积较多，周围红肿，伴面赤唇红，烦躁不宁，吮乳啼哭，大便秘结，小便短赤，舌红苔厚腻，指纹紫滞，脉滑数。

搭配有理

生地黄+石膏

清热泻火，养阴生津。

生地黄： 味甘，性寒。归心、肝、肾经。清热凉血，养阴生津。用于热入营血证之吐血衄血，热病伤阴，舌绛烦渴，津伤便秘，阴虚发热，内热消渴。

石膏： 味甘、辛，性大寒。归肺、胃经。清热泻火，除烦止渴。用于火热证之肺热喘咳，胃火亢盛之头痛、牙痛等。

两药合用，清热泻火、养阴生津。

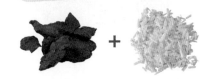

对症调养方

生地石膏粥

原料：生地黄6克，生石膏15克，粳米100克。

做法：先煎石膏（布包煎）半小时，再加入地黄，煎煮20分钟左右，去渣取汁，再加入粳米和适量水煮粥。

用法：每日1剂，早晚分服。

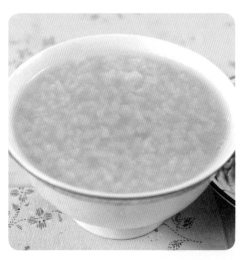

虚火上炎型

主症：口腔黏膜白屑散在，斑点较少，周围颜色淡红，伴神疲颧红、虚烦口干，舌红少苔，脉细数，且反复发作。

搭配有理

玉竹+北沙参

益胃生津，养阴润燥。

玉竹： 味甘，性微寒。归肺、胃经。养阴润燥，生津止渴。用于肺胃阴亏之燥热咳嗽、咽干口渴、内热消渴。

北沙参： 味甘、微苦，性微寒。归肺、胃经。养阴清肺，益胃生津。用于肺胃阴虚之劳嗽痰血、咽干口燥。

两药合用，益胃生津、养阴润燥。

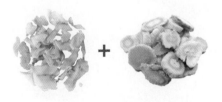

对症调养方

玉竹沙参粥

原料：玉竹10克，北沙参10克，粳米100克。

做法：将玉竹、北沙参洗净，加水适量，煎煮取汁。药汁加适量水，加粳米煮粥。

用法：稍凉后食用。日1剂，分早晚分服。

玉竹沙参茶

原料：玉竹6克，北沙参3克。

做法：将玉竹、北沙参洗净，加水适量煎煮取汁。可加入蜂蜜调味。

用法：代茶饮。日1剂，分2次服。

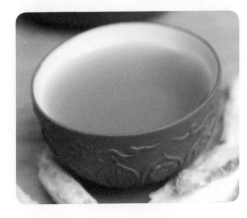

小儿便秘

便秘是指便意少，便次也少；排便艰难、费力；排便不畅；大便干结、硬，排便不净感。便秘通常伴有腹痛或腹部不适。现代医学认为便秘是由于进食量少或食物缺乏纤维素或水分不足，排便推动力不足，难于将粪便排出体外所致。中医多认为便秘与阴虚肠燥和脾虚气弱有较大关系。

阴虚肠燥型

主症：大肠津液不足，肠道失于濡养，粪便干结，状如羊屎；阴虚津液亏耗，无以上奉于口，口干少津；胃失濡养而食欲不佳；舌红少苔，脉细数。

搭配有理

北沙参+麦冬

滋养胃阴，柔润通降。

北沙参：味甘，性微寒。归肺、胃经。养阴清肺，益胃生津。用于肺热燥咳，阴虚劳嗽、干咳痰黏，胃阴不足、食少呕吐，气阴不足、烦热口干。

麦冬：味甘、微苦，性微寒。归心、肺、胃经。养阴生津，润肺清心。用于肺燥干咳，阴虚劳嗽，喉痹咽痛，津伤口渴，内热消渴，心烦失眠，肠燥便秘。

两药配伍，具有滋阴润燥通便的功效。

对症调养方

沙参麦冬汤

原料：北沙参6克，麦冬6克，蜂蜜适量。

做法：北沙参、麦冬洗净后放入砂锅中，加水400毫升，煎汁200毫升，然后加入蜂蜜搅拌均匀。

用法：每日1剂，分2次温服，早晚各1次。

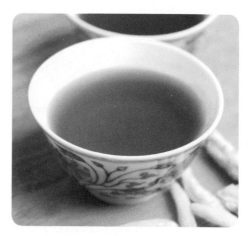

脾虚气弱型

主症：大便干结如栗，排便无力，用力排便则汗出气短，面色萎黄无光泽，神疲气怯，舌淡，苔薄白，脉弱。

对症调养方

黄芪白术核桃粥

原料：黄芪15克，生白术10克，核桃仁10克，粳米适量。

做法：上述原料洗净，黄芪、生白术水煎取汁。锅中加入适量的水和药汁、核桃仁、粳米，煮至粥成。

用法：每日1剂，分2次口服，早晚各1次。

黄芪白术汤

原料：黄芪15克，生白术10克，蜂蜜适量。

做法：黄芪、生白术洗净置于锅中，加入适量水煲汤，取汤汁后加入蜂蜜溶化即可。

用法：每日1剂，分2次口服，早晚各1次。

搭配有理

黄芪+白术

补脾益气，润肠通便。

黄芪：味甘，性微温。归肺、脾经。补气升阳，固表止汗，利水消肿，生津养血，行滞通痹，托毒排脓，敛疮生肌。用于脾肺气虚诸证。

白术：味苦、甘，性温。归脾、胃经。健脾益气，止汗。用于脾胃虚弱，食欲不振等。

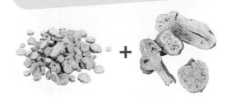

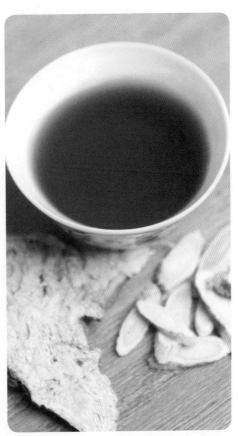

厌食

　　厌食是小儿时期常见的一种脾胃病，临床以较长时期厌恶进食、进食量减少为特征。本病包括西医的厌食症。小儿厌食古人又称"不思食""恶食"。现代医学认为，其原因主要有：局部或全身疾病影响消化功能，中枢神经系统受体内、外环境各种刺激影响对消化功能的调节失去平衡。中医认为厌食多由脾失健运和脾胃虚弱所致。

脾失健运型

　　主症：食欲欠佳，食而无味，甚至厌恶进食，偶尔多食或强迫进食后见脘腹饱胀或嗳气泛恶，大便有时干有时稀，形体正常或偏瘦，精神正常，舌淡红，苔薄白或薄腻，脉尚有力。

搭配有理

白术+干姜

健脾消食。

白术： 味苦、甘，性温。归脾、胃经。具有健脾益气、燥湿利水、止汗、安胎的功效。用于脾虚食少、腹胀泄泻、痰饮眩悸、水肿、自汗、胎动不安。

干姜： 味辛，性热。归脾、胃、肾、心、肺经。具有温中散寒、回阳通脉、温肺化饮的功效。用于脘腹冷痛、呕吐泄泻、肢冷脉微、痰饮咳喘。

两药配伍，健脾和胃纳运。

出处： 张锡纯《医学衷中参西录》上册。

对症调养方

益脾饼

　　原料：炒白术30克，干姜6克，熟枣肉250克，鸡内金15克，面粉适量。

　　做法：炒白术、干姜、鸡内金研粉，加熟枣肉制成枣泥，再加面粉、清水，和面做薄饼，烙熟。

　　用法：做主食，每日适量食用。

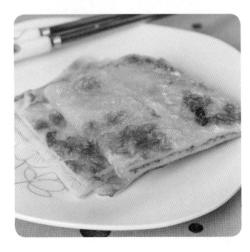

脾胃虚弱型

主症：不思进食，大便偏稀夹不消化食物，面色少光泽，形体偏瘦，神倦乏力，舌淡，苔薄白，脉缓无力。

搭配有理

人参+白术

补中健脾，益气扶正。

人参：味甘、微苦，性微温。归脾、肺、心、肾经。大补元气，复脉固脱，补脾益肺，生津养血，安神益智。用于气血亏虚之脾虚食少，肺虚喘咳，津伤口渴，内热消渴，久病虚赢，惊悸失眠等症。

白术：味甘、苦，性温。归脾、胃经。补气健脾，燥湿利水，止汗，安胎。治疗脾胃气虚证之乏力、食少、便溏。

两药合用，补中健脾、益气扶正。

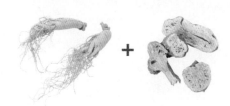

对症调养方

异功散

原料：人参、茯苓、炒白术、陈皮、甘草各6克。

做法：上药研磨为散，等分为10份，每次1份，加水30毫升，加生姜2片、大枣1个，煎至20毫升。

用法：食前温服，量多则少予之。

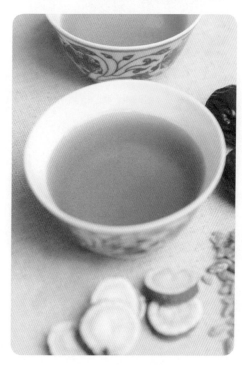

小儿咳嗽、气短

小儿咳嗽、气短是中医儿科的常见病、多发病，另因小儿体质的特殊性决定了其对疾病的易感性和易于康复的特点。所以在对小儿的用药上需慎之又慎，药少量小，中病即止。

脾肺气虚型

主症：咳嗽无力，痰白清稀，面色少光泽，气短懒言，语声低微，自汗畏寒，食欲欠佳，舌淡嫩、边有齿痕，脉细无力，指纹淡红。

搭配有理

百合+莲子

益气健脾，润肺止咳。

百合：味甘，性寒。归心、肺经。具有养阴润肺、清心安神的功效。用于阴虚久咳，痰中带血，虚烦惊悸，失眠多梦，精神恍惚。

莲子：味甘、涩，性平。归脾、肾、心经。具有补脾止泻、益肾涩精、养心安神的功效。用于脾虚久泻、遗精带下、心悸失眠。

两药配伍，健脾润肺止咳。

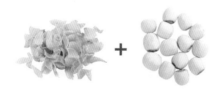

对症调养方

无花果莲子百合猪腱汤

原料：无花果30克，莲子肉25克，百合25克，猪腱肉200克，食盐少许。

做法：猪腱肉切块、飞水去肉腥味，与其余原料（食盐除外）一同放入砂锅内，加适量清水，武火煮沸，转文火煲1~2小时，以少许食盐调味。

用法：适量食用。

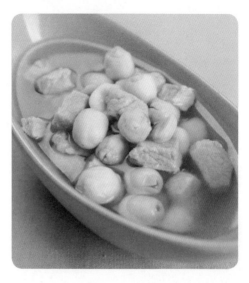

小儿积食

小儿积食是幼儿时期的常见病，多是由于小儿乳食过量，损伤脾胃，使乳食停滞中焦的一类胃肠疾患。在治疗上则以健脾消食为主。

脾胃虚弱型

主症：消化不良，食欲欠佳，大便稀溏，脘腹胀满，精神困倦，体弱无力，面黄肌瘦，舌淡苔白，脉弱。

搭配有理

山楂+神曲

健脾消食，行气消胀。

山楂：味甘、酸，性微温。归脾、胃、肝经。消食健胃，行气散瘀，化浊降脂。常用治肉食积滞、胃脘胀满等症。

神曲：味辛、甘，性温。归脾、胃经。消食化积，健脾和胃。常用治饮食停滞、消化不良、脘腹胀满等症。

两药合用，健脾胃、消食积。

对症调养方

山楂神曲汤

原料：山楂6克，神曲6克。

做法：山楂洗净后浸泡片刻，入神曲共煎煮15分钟，滤渣取汁。

用法：每日1剂，分2次于早晚饭后半小时服用。

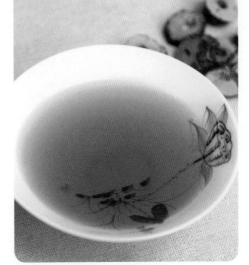

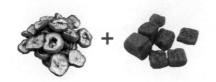

小儿腹泻

　　小儿腹泻是以小儿排便次数较平常增多，每日超过3次，质地稀薄，甚则如水样为特征的小儿肠道疾病。多种原因可导致小儿肠道对水、电解质等的吸收分泌功能发生障碍，引起肠腔水分过多，内容物排泄加快。中医认为小儿腹泻与脾胃关系最为密切，小儿脏腑娇嫩，易感外邪，易与湿合，湿困脾土，脾失运化，则为濡泻。在治疗上以化湿健脾为主。

脾虚湿蕴型

　　主症：大便稀薄，无臭味，面色萎黄，形体瘦小，体重较正常水平低，舌淡，苔薄白，脉缓无力。

搭配有理

防风+茯苓

健脾止泻，利水渗湿。

防风：味辛、甘，性微温。归膀胱、肝、脾经。祛风解表，胜湿止痛，止痉。常用治感冒头痛、风湿痹痛、破伤风等症。

茯苓：味甘、淡，性平。归心、肺、脾、肾经。利水渗湿，健脾，宁心。常用治脾虚食少、便溏泄泻、心神不安、惊悸失眠等症。

两药合用，健脾气、利水湿、止泄泻。

对症调养方

防风茯苓饮

　　原料：防风3克，茯苓粉3克。

　　做法：防风洗净后浸泡片刻，入水煎煮15分钟，滤渣取汁，冲服茯苓粉。

　　用法：每日1剂，分2次于早晚饭后半小时服用。

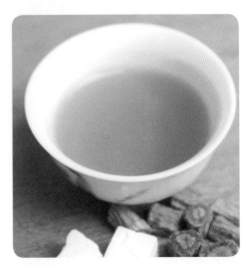

小儿感冒发热

　　小儿感冒发热属于小儿外感疾病，归于中医"伤风"的范畴。临床以恶寒发热、鼻塞流涕、头痛、打喷嚏为特征。在治疗上以解表为主，但同时应注意兼夹证的治疗。

外感风寒型

　　主症：恶寒发热，鼻流清涕，咳喘，喉中痰鸣，无汗，苔薄白，指纹浮红。

搭配有理

葱白+淡豆豉

解表散寒，除烦解毒。

葱白：味辛，性温。归肺、胃经。发汗解表，通阳，利尿。常用治感冒风寒、阴寒腹痛、二便不通等症。

淡豆豉：味辛、苦，性凉。归肺、胃经。解表，除烦，宣发郁热。常用治感冒、寒热头痛、烦躁胸闷、虚烦不眠等症。

两药合用，祛表寒、通阳气。

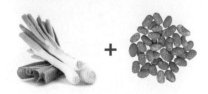

对症调养方

葱豉汤

　　原料：葱白5克，淡豆豉6克。

　　做法：葱白、淡豆豉洗净浸泡片刻，入水煎15分钟。

　　用法：睡前温热服，汤渣皆可食用。

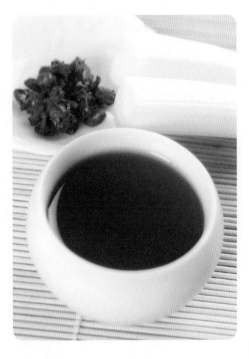

小儿遗尿

小儿遗尿是5岁及5岁以上儿童除外器质性病变而出现的不自制的排尿，多于睡眠状态下发生，醒后自觉的一种病证。中医认为小儿遗尿与先天禀赋不足、肾气不足有关，主张从肾论治。治疗以温肾固涩止遗为主。

肾气不足型

主症：夜间遗尿，严重者一夜数次，小便清而长，面色偏白、缺少光泽，乏力，怕冷，舌质淡，苔白滑，脉沉无力。

搭配有理

益智+乌药+山药

补肾涩精，温肾散寒，固精缩尿。

益智：味辛，性温。归脾、肾经。暖肾固精缩尿，温脾止泻摄唾。常用治肾虚遗尿、小便频数、脾寒泄泻、腹中冷痛等症。

乌药：味辛，性温。归肺、脾、肾、膀胱经。行气止痛，温肾散寒。常用治膀胱虚冷、遗尿尿频、寒凝气滞等。

山药：味甘，性平。归脾、肺、肾经。补脾养胃，生津益肺，补肾涩精。常用治肾虚遗精、带下、尿频、脾虚食少、久泻不止等症。

三药合用，温下元、散寒邪、补脾肾、缩小便。

对症调养方

益智二药饮

原料：益智6克，乌药3克，山药6克。

做法：益智、乌药、山药加水200毫升，煎取浓汁100毫升，入粳米，再加水300毫升，煮至米开汤稠为止。

用法：每日1剂，分2次于早晚空腹温热服。

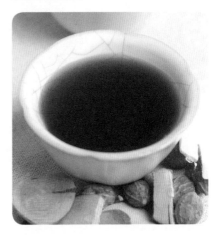

参考文献

① 印会河. 中医基础理论[M]. 上海：上海科学技术出版社，1984.

② 凌一揆. 中药学[M]. 上海：上海科学技术出版社，1984.

③ 许济群. 方剂学[M]. 上海：上海科学技术出版社，1985.

④ 张伯臾. 中医内科学[M]. 上海：上海科学技术出版社，1985.

⑤ 纪清，王桂茂. 中药配对 能消百病[M]. 北京：化学工业出版社， 2015.

⑥ 唐于平，束晓云，李伟霞，等. 药对研究（Ⅰ）——药对的形成与发展[J]. 中国中药杂志，2013，38（24）：4185-4190.

⑦ 李楷， 冯宜蓝，巩子汉，等. 从"脾主思"探讨四君子汤加减治疗神经衰弱经验[J]. 中医研究，2019,32（5）:52-54.

⑧ 郭宇. 阿普唑仑联合天麻素治疗神经衰弱的临床分析. 中国卫生标准管理，2018, 9（19）：90-91.

⑨ 牟经娟. 神经衰弱的中医药疗法和中医饮食疗法. 中医中药，2015, 13（9）：204.

⑩ 苏延峰，徐帝，梁晶晶，等.天麻钩藤饮治疗肝阳上亢型高血压病的临床观察[J].实用医药杂志，2012，29(03):222-223.

⑪ 周京述.用补中导痰汤减肥的经验[J].成都中医学院学报，1988，(01):21-22.

⑫ 屠浩明.高脂血症血脂水平与中医辨证分型的相关性研究[J].福建中医药，2003，(06):3-4.

⑬ 于晓妹.甘麦大枣汤治疗更年期综合征60例[J].辽宁中医学院学报，2000，(01):34-35.

⑭ 刘菊芳.闭经的中医辨证治疗[J].世界最新医学信息文摘，2016，16(04):124-125.

⑮ 任伟明，谭映辉，刘文琛.从胡希恕医学思想浅析阳痿、遗精、早泄[J].中医临床研究，2015，7(12):3-4.

⑯ 王小飞，宋纯东.小儿遗尿的中医诊疗[J].生物技术世界，2016，(01):92.

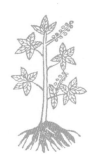